山东省"中医中药中国行——中医药健康文化推进行动"项目
山东省高校思想政治工作精品项目
山东省中医药"三经传承"项目

《跟我学中医》丛书

丛书主编　王文姮

谈谈中医治未病

主编　刘　颖　郭　威　宋婧杰

U0308881

全国百佳图书出版单位
中国中医药出版社
·北　京·

图书在版编目（CIP）数据

谈谈中医治未病 / 刘颖，郭威，宋婧杰主编 . —北京：
中国中医药出版社，2021.5
（跟我学中医丛书）
ISBN 978-7-5132-6239-2

Ⅰ. ①谈… Ⅱ. ①刘… ②郭… ③宋… Ⅲ. ①中医学—
预防医学—基本知识 Ⅳ. ① R211

中国版本图书馆 CIP 数据核字（2020）第 092011 号

中国中医药出版社出版

北京经济技术开发区科创十三街 31 号院二区 8 号楼
邮政编码 100176
传真 010-64405721
河北新华第二印刷有限责任公司印刷
各地新华书店经销

开本 880×1230 1/32 印张 8 字数 120 千字
2021 年 5 月第 1 版 2021 年 5 月第 1 次印刷
书号 ISBN 978-7-5132-6239-2

定价 42.00 元
网址 www.cptcm.com

服 务 热 线 010-64405510
购 书 热 线 010-89535836
维 权 打 假 010-64405753

微信服务号 zgzyycbs
微商城网址 https://kdt.im/LIdUGr
官方微博 http://e.weibo.com/cptcm
天猫旗舰店网址 https://zgzyycbs.tmall.com

如有印装质量问题请与本社出版部联系（010-64405510）

《谈谈中医治未病》
编委会

主　编　刘　颖　郭　威　宋婧杰

编　委　李燕村　赵丽娇　尹靖颖　孙慧芳

　　　　时　晨　王盼盼　曲宝平　王蒙蒙

　　　　迟倩慧　张　蕾

序言

2019 年 10 月 25 日，全国中医药大会在北京召开。会上传达学习了习近平总书记重要指示："中医药学包含着中华民族几千年的健康养生理念及其实践经验，是中华文明的一个瑰宝，凝聚着中国人民和中华民族的博大智慧。"

中医药学是中华民族的伟大创造，是中国古代科学的瑰宝，也是打开中华文明宝库的钥匙，为中华民族的繁衍生息做出了巨大贡献。人民群众喜欢中医药，信赖中医药，因此更加渴求中医药知识，更加盼望能在生活中运用中医药，强身健体，益寿延年。

没有全民健康，就没有全面小康。正因如此，中医药工作者有责任、有义务传承、创新、发展中医药，传播中医药健康理念，打牢打实中医药的群众基础，扩大中医药的社会影响力，不断满足广大人民群众日益增长的对中医药知识的需求，为实现中医药事业全面、协调、可持续发展奠定良好的基础。

在《中共中央国务院关于促进中医药传承创新发展的意见》颁布和《中华人民共和国中医药法》实施近三周年之际，山东省中医药管理局根据社会需求，组织山东中医药大学专家编撰了这套《跟我学中医》科普丛书，目的是把祖先留给我们的宝贵财富继承好、发展好、利用好，使人民群众"在普及的基础上提高运用中医药防病治病能力"，真正实现人民群众对中医药认识水平和接受程度的逐步提高，让中医药知识、中医药文化更好地在人民群众中落地生根、开花结果，让中医药为人类卫生事业做出更大贡献。

仔细翻阅本套丛书，不难发现三个方面特点。

一是科普特色。文字非常浅显，通俗易懂，让没有中医药知识基础的人也能够看明白、读得懂。

二是图文并茂。以生动的图画展现中医药知识，直观形象，使知识点易学易会。

三是齐鲁特色。齐鲁中医药名家荟萃，道地药材众多。本书选取内容多和齐鲁相关，亲和力强，切实可行。

中医药振兴发展已迎来了天时、地利、人和的大好时机，发展中医药使命光荣、责任重大，中医药科普及中医药文化传播任重而道远，让我们一起传承中医国粹、传播优秀文化，为促进中医药振兴发展、保护人民健康、建设健康中国、实现中华民族伟大复兴的中国梦贡献力量。

武继君

2021 年 4 月

编写说明

伴随我国居民生活水平逐步提升，人民群众健康管理意识日益增强。如何在健康的状态下养生防护、预防疾病？当健康查体亮起了红灯，如何干预、防止机体向疾病进一步发展？患上了慢性疾病如何调养、防止复发和提升生活质量？这一系列的问题和老百姓的健康息息相关，也是中医治未病的重要内容。

《黄帝内经》明确提出"治未病"的概念，其后，治未病理论不断丰富和发展，"未病先防、既病防变、瘥后防复"成为中医治未病的核心理念。《谈谈中医治未病》作为《跟我学中医》丛书之一，本书的编纂旨在为亚健康人士维护健康提供参考。

全书共分为七章。第一章什么是"治未病"，具体解释治未病的理论内涵。第二章未病先防，四季防病，从衣食住行等方面介绍四季养生的知识。第三章体质辨识，调养防病，介绍九种体质如何辨识，偏颇体质如何调养。第四章养护关节，预防疾病，介绍脊柱及其他关节的日常防护与自我调养。第五章重视亚健康，调理谨防变，介绍亚健康的临床表现及亚健康的分类调理。第六章穴位调理，保健防变，介绍了11种常见的亚健康疾病倾向的判断依据和穴位调理方法。第七章慢性疾病，防止复发，针对高血压、糖尿病、冠心病、中风病等常见慢性疾病，从饮食、运动、情绪管理等方面介绍了调养措施。

本书的编写得到了山东省中医药管理局及山东中医药大学领导的大力支持，所有参编人员亦付出了辛勤的劳动，在此表示衷心的感谢！

由于可供参考的资料较少，时间紧迫，水平有限，虽然我们已尽最大努力，疏漏不当之处在所难免，期盼专家、读者批评指正，以便再版时修订。

《谈谈中医治未病》编委会
2021 年 4 月

目 录

第一章

什么是"治未病"

《鹖冠子·卷下·世贤第十六》记载，魏文侯曾问于扁鹊曰："子昆弟三人其孰最善为医？"扁鹊曰："长兄最善，中兄次之，扁鹊最为下。"魏文侯曰："可得闻邪？"扁鹊曰："长兄于病视神，未有形而除之，故名不出于家。中兄治病，其在毫毛，故名不出于闾。若扁鹊者，镵血脉，投毒药，副肌肤，闲而名出闻于诸侯。"

这段话是魏文侯问名医扁鹊，说："你们家兄弟三人，都精于医术，到底哪一位最厉害呢？"扁鹊答说："长兄最好，中兄次之，我最差。"文侯又问："那么为什么你最出名呢？"扁鹊解释说："我大哥治病，是在病情发作之前，那时候病人自己还不觉得有病，但大哥就下药铲除了病根，他的医术难以被人知晓，所以他的名气无法传出去，只是在我们家中被推崇。我二哥治病，是在病初起之时，症状尚不十分明显，病人也没有觉得痛苦，二哥就能药到病除，一般人以为他只能治轻微的小病，所以他的名气只及于本乡里。我治病，都是在病情十分严重之时，病人痛苦万分，病人家属心急如焚。此时，他们看到我在经脉上穿刺，用针放血，或在患处敷毒药以毒攻毒，或动大手术直指病灶，使重病人病情得到缓解或治愈，所以我名闻天下。"魏文侯大悟。

这则故事告诉我们"上工治未病"的道理，优秀的医生善于"治未病"。那么什么是"治未病"呢?《黄帝内经》最早提出了"治未病"的概念，明确指出"未病先防"的思想内涵。如《素问·四气调神大论》曰："是故圣人不治已病治未病，不治已乱治未乱，此之谓也。"《素问·八正神明论》又云："上工救其萌芽。"提出了"欲病救萌"的思想。《难经》在《黄帝内经》基础上，从"既病防变"角度阐述了"治未病"理论。张仲景《金匮要略》有"夫治未病者，见肝之病，知肝传脾，当先实脾"，进一步明确了"既病防变"的重要思想。《伤寒论》中《辨阴阳易瘥后劳复病脉证并治》将"病后调摄，以防复发"补充为治未病的内容。所以张仲景在继承《黄帝内经》《难经》"治未病"思想的基础上，结合自己的实践经验，将"既病防变"和"瘥后防复"纳入了治未病范畴。

从《黄帝内经》治未病理论的提出，治未病理论内涵不断丰富和发展，"未病先防、既病防变、瘥后防复"成为治未病的核心内涵。

没得病，不要得——未病先防

　　未病先防是指在未发生疾病之前，采取各种措施，做好预防工作，以防止疾病的发生。疾病的发生，与正气和邪气两个方面相关，正气不足是疾病发生的内因，邪气是发病的外因。未病先防必须从提高人体的正气和防止邪气侵害两方面入手。即顺应四时，衣食住行合理，以增强正气，如《素问·上古天真论》所说："上古之人，其知道者，法于阴阳，和于术数，食饮有节，起居有常，不妄作劳，故能形与神俱，而尽终其天年，度百岁乃去。"未病先防除了日常养生之外还要规避邪气入侵。"虚邪贼风，避之有时。"谨慎躲避外邪的侵害。如春季防风，夏日防暑，秋天防燥，冬天防寒；避疫毒，防疠气之染等。

得了病，早点治——既病防变

　　既病防变指的是在疾病的初始阶段，力求做到早期诊断，早期治疗，以防止疾病的发展及传变。早期诊治，优势在于疾病初期，病位较浅，病情多轻，正气未衰，病较易治，因而传变较少。

我们再来看一则《扁鹊见蔡桓公》(《韩非子·喻老》)的故事。

扁鹊见蔡桓公，立有间，扁鹊曰："君有疾在腠理，不治将恐深。"桓侯曰："寡人无疾。"扁鹊出，桓侯曰："医之好治不病以为功！"居十日，扁鹊复见，曰："君之病在肌肤，不治将益深。"桓侯不应。扁鹊出，桓侯又不悦。居十日，扁鹊复见，曰："君之病在肠胃，不治将益深。"桓侯又不应。扁鹊出，桓侯又不悦。居十日，扁鹊望桓侯而还走。桓侯故使人问之，扁鹊曰："疾在腠理，汤熨之所及也；在肌肤，针石之所及也；在肠胃，火齐之所及也；在骨髓，司命之所属，无奈何也。今在骨髓，臣是以无请也。"居五日，桓侯体痛，使人索扁鹊，已逃秦矣。桓侯遂死。

这则故事告诉我们，疾病都有其一定的传变规律和途径，如《素问·缪刺论》言："夫邪之客于形也，必先舍于皮毛；留而不去，入舍于孙脉；留而不去，入舍于络脉；留而不去，入舍于经脉；内连五脏，散于肠胃，阴阳俱感，五脏乃伤。此邪之从皮毛而入，极于五脏之次也。"

所以，把握疾病传变规律，早期诊治，阻截其传变途径，先安未受邪之地，可以防止疾病的深入与恶化。《素问·阴阳应象大论》曰："邪风之至，疾如风雨。故善治者治皮毛，其次治肌肤，其次治筋脉，其次治六腑，其次治五脏。治五脏者，半生半死也。"《温热论》曰："肾水素亏，虽未及下焦，先自彷徨矣，必验之于舌，如甘寒之中加入咸寒，务在先安未受邪之地，恐其陷入易易耳。"

病好更要防复发——瘥后防复

"瘥后"即疾病初愈、缓解或痊愈阶段。此阶段看起来已无大恙，但与健康的未病状态或是尚未传变的已病状态均有所不同，此时机体阴阳平衡尚未稳定，邪气可能还未尽，正气尚未恢复，气血未定，阴阳未平，必用药物、饮食、起居调理，方能巩固疗效，避免复发，使机体真正趋于平和。如《素问·热论》曰："病热少愈，食肉则复，多食则遗，此其禁也。"疾病缓解或痊愈阶段，仍需采取适当措施增强机体正气。

张仲景在《伤寒论·辨阴阳易瘥后劳复病脉证并治》中指出："病新瘥，人强与谷，不能消谷，欲令微烦，损谷则愈。"都体现了张仲景对"瘥后防复"的重视。

瘥后防复需调饮食、忌恚怒、慎劳作、避虚邪、适阴阳。

第二章

未病先防，四季防病

一、春多捂，防风寒

一年之计在于春。春三月，从立春到立夏前，包括立春、雨水、惊蛰、春分、清明、谷雨六个节气。此时春回大地，天气由寒转暖，阳气开始升发，气温回升，阴气开始减弱，百草萌生，万物复苏，展现出一派欣欣向荣之象。

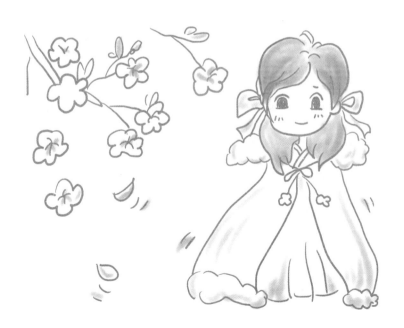

春季的气候特点是多风，另外寒冬刚过，虽已至春天，但气温仍偏低，且雨水节气后全国各地降雨普遍增多，因此春季的气候除以风为主外，还与寒、湿等有关。春季养生在着装、饮食、起居、运动等各方面，都要顺应阳气升发之性，规避风、寒、湿等邪气的侵害，以保养身体，防止疾病的发生。

（一）"春捂"防风寒

春天，人体的阳气开始趋于体表，皮肤腠理逐渐舒展，春天的气温变动大，尤其在早春之时，极易出现乍暖还寒的情况，这是因为春天是冬寒向夏热转化的过渡期，此时阴消阳长、寒去热来，阳气渐生而阴寒未尽。冷暖空气交错，使天气忽冷忽热。而人体肌表腠理日渐疏松，对外界邪气的抵抗力有所减弱，这时如果衣着单薄，加上体质虚弱，很容易感受春季寒邪而患病。因此古今养生学家都十分强调"春捂"的作用。唐代医家孙思邈就主张："春天不可薄衣，令人伤寒、食不消，头痛。"是说春天气温变化大，若过早穿上薄衣，就很容易受寒，寒则伤肺，极易患感冒、急性支气管炎、肺炎、哮喘等呼吸道疾病，甚至诱发高血压、中风、关节炎、消化不良等病症。春季又是多风的季节，我国南方阴雨潮湿天气居多，空气湿度大，年老体弱者易被风、寒、湿邪侵犯，而使关节痛和风湿性病变加剧，上述疾病若能及时防范，"春捂"得法，注意保暖，则可减少疾病的发生。

1. "春捂"捂在哪里

《备急千金要方》主张春天衣着宜"下厚上薄"，既养阳又收阴。《老老恒言》中亦明确指出："春冻未泮，下体宁过于暖，上体无妨略减，所以养阳之生气。"人体下部距离心脏较远，阳气不足，易受到风寒的侵袭，故有"寒从足生"的说法。因此，春季应注意下肢保暖，裤装、鞋袜不宜穿得过于单薄，女性则不宜过早穿裙子。《摄生消息论·春季摄生消息论篇》指出："春季天气寒暖不一，不可顿去棉衣，老人气弱，骨疏体怯，风冷易伤腠理，时备夹衣，温暖易之，一重减一重，不可暴去。"说明棉衣不可早脱，要随天气变化增减衣服，减衣服时，宜先减上衣，后减下装。

2. "春捂"捂到什么时候

有研究表明，对大部分人来说，15℃为临界温度，即当温度超过15℃时可适当减少身上的衣物，但要注意以气温持续7～14天没有大变化为宜，就是说当气温回升且稳定的时候才可减衣，一般到阳历5月中旬，白昼温度超过15℃且较稳定了，这时就可以穿得单薄些。民间所谓"二月休把棉衣撒，三月还有梨花雪""吃了端午粽，才把棉衣送"，说的就是这个道理。

"春捂"也不能捂过头。春季空气湿度大，"捂"过了头容易诱发中暑。有些人天气转热后还穿很多衣服，"捂"出很多汗，稍不注意被冷风一吹反容易着凉。小孩由于天性好动，且阳气足，更容易出汗，所以对他们不要"捂"得太紧、太厚，否则小孩热了自己骤然脱衣容易受凉感冒。

总之，在乍暖还寒的春季，要注意适当地"春捂"，防寒保暖，并根据气候变化适时增减衣服，顺应自然之道，免受风寒之侵，顺利度过春天。

（二）春季饮食宜忌

《摄生消息论》中说："当春之时，食味宜减酸增甘，以养脾气。"中医理论认为肝旺于春，与春天阳气升发之气相应，肝木太过则克伐脾土，影响脾胃的消化功能。酸味入肝，具收敛之性，不利于阳气的升发和肝气的疏泄；甘味属土，入脾胃，可补脾培中，增强脾气，以抵御肝气的侵犯，故为适应春天阳气升发和肝之疏泄，在饮食上应适当食用辛温发散或辛甘发散类食物。另外，春季还要忌食黏硬、生冷、肥甘厚味的食物，因其不易消化，容易造成脾胃的负担，而使脾胃受损。

1. 春天荠菜鲜又美

荠菜，又叫菱角菜、地米菜、枕头草。古人在诗词中也难掩对荠菜的喜爱，如辛稼轩的诗："城中桃李愁风雨，春在溪头荠菜花。"荠菜常为野生，不仅其味美而香，而且营养丰富，蛋白质、胡萝卜素、维生素C，以及无机盐中的钙、磷、铁、钾等含量都很高。吃一盘荠菜既能满口腹之欲，又能获得丰富的营养，被很多人喜爱。

荠菜有多种食用方法，可炒食、凉拌、做汤、做馅，风味独特。荠菜有健脾胃、利水、止血、清热、解毒等功效。其止血作用尤其突出，可止多种出血，如内伤吐血、产后子宫出血、便血、尿血、消化道出血等。有研究发现其所含的荠菜酸是止血的有效成分，能缩短出血时间，加快凝血。其所含的乙酰胆碱、谷甾醇及季胺化合物，有降血脂和血压的作用。

2. 春食香椿好处多

春天所食香椿芽，其叶嫣红，梗油亮，芳香浓郁，鲜嫩爽口。据说香椿在我国已有两千多年的栽培史，从唐代起就同荔枝一样成为南北两大贡品，深受皇帝及宫廷贵人们的喜爱。

现在，香椿已在我国南北各地广泛栽培，主要有两个品种，一种是紫香椿，幼芽呈绛红色，富有光泽，香味浓，油脂含量高；另一种是绿香椿，幼芽呈绿色，香味较淡，油脂也较少。

中医学认为，香椿性温、味辛苦、无毒，有祛风、散寒、清热解毒、涩肠、止血、杀菌固精等功效。《本草纲目》中记载："春芽治白秃。"用香椿芽及叶心，洗净捣烂，涂擦脱发处，可促进头发再生。现代研究表明，香椿煎剂对金黄色葡萄球菌、肺炎双球菌、痢疾杆菌和伤寒杆菌等均有明显的抑制作用，可治疗痢疾、尿道感染等病。香椿芽中含维生素 E 和类性激素物质，有滋阴补阳、抗衰老的作用。香椿虽好也不可过量食用，吃多了会壅气动风，有哮喘病等发作性疾病的人不要吃。

3. 春吃樱桃可美容

樱桃素有"春果第一枝"的美誉，其果肉肥厚，味美多汁，色泽鲜艳，营养丰富。水果铁含量一般较低，而 100 克樱桃的含铁量却高达 59 毫克，约为柑橘、梨、苹果的 20 倍以上。因此，常吃樱桃可防治缺铁性贫血。

樱桃性温，味甘微酸，有补中益气、益胃健脾、祛风胜湿的作用。主治病后体虚、气短乏力、口渴咽干，以及关节屈伸不利、四肢不仁等病症。樱桃还能发汗、透疹解毒。樱桃不仅营养价值高，且具有良好的美容作用，常取樱桃汁涂面，可嫩白皮肤，去皱消斑，养颜驻容。但樱桃不可多食，易化火生热，平素阴虚火旺及热病患者要少食或忌食。

（三）春季运动宜户外

《素问·四气调神大论》中说："春三月，此谓发陈，天地俱生，万物以荣，夜卧早起，广步于庭……此春气之应，养生之道也。"讲的是，春天要穿着宽松舒适的衣服多在户外运动，顺应春天阳气的升发之性。

散步是自古以来就有的健身方法，俗话说："饭后百步走，活到九十九。"说明散步是一项非常有益于身体健康的活动。散步不拘于任何形式，放松身心，从容和缓，肢体自然而协调地摆动，使周身关节筋骨均得到运动。一般散步的环境也是悠闲舒适的，绿色植被丰富，空气含氧量高，此时身心调和，气血流通，筋骨肌肉得到充养，使情志畅而五脏舒。且散步简便易行，随时随地皆可行之，是一种安全、有效、健康的运动方式。散步有助于心脑健康，对老年人防止智力衰退和老年痴呆，以及保持心脏健康均有很大帮助。散步还可增强心肺功能，并且能保持身材的苗条健康。

（四）春季宜"夜卧早起"

到了春天，天地的阳气升发向上，万象更新，万物复苏，大自然呈现一派欣欣向荣之象。中医讲天人相应，人体的阳气也顺应天地之气，而呈现出向上、向外的升发之势。因此，春季养生重点是促进人体气机不断向外、向上升发，切莫使阳气成长壮大受阻或损伤。

日常养生首先要做到"夜卧早起"。到了春天，天亮得要早一些，人们也应跟随太阳的脚步适当早起，到树林、公园或者广场上舒展筋骨，以促进阳气的"苏醒"。夜卧是说到了晚上，要尽量在屋里静养，别到外边运动，耗散阳气。

早起后要"被发缓行"。古人是束发，到了春天就要把头发散开，让气机更顺畅地运行。现代人平时可以多用木质梳子梳头，因木本具疏通调达之性，用木梳子梳头有益于气机的运行。或者用十指从前额往脑后梳，这些都能促进阳气的升发，还可改善头面部供血。还要穿宽松的衣服，做轻柔舒缓的动作，呼吸新鲜的空气，也就是要"缓形"。

最终的目的是"以使志生"，使自己的意识和精神焕发生机。冬天要使志收藏，蓄积能量，藏得深不深、紧不紧主要取决于一个人的肾精是否充足，冬天收藏得好，则肾气充实，来年春天就有物可发，情志也就可以快速地复苏、升发起来。春天情志若能顺畅升发，保持愉悦的心情，夏天也就能更好地"长"，秋冬天更好地"收藏"，人体就不易患病。

（五）情志畅达勿抑郁

人的精神、情绪、心理等活动，中医称为"情志"。喜、怒、忧、思、悲、恐、惊七种情感或心情如果在正常波动范围内，对健康不会造成影响。正如《黄帝内经》里说："有喜有怒，有忧有丧，有泽有燥，此象之常也。"指的是，一个人有时高兴，有时生气，有时忧愁，有时悲伤，好像大自然的气候变化一样，有时下雨，有时刮风，是一种正常的现象。但是，若情绪刺激过重引起七情太过，则可诱发多种疾病。

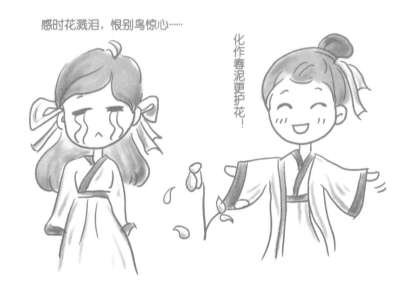

朱丹溪曰："气血冲和，万病不生，一有怫郁，诸病生焉。故人身诸病，多生于郁。"朱氏认为情志抑郁不舒则导致肝气郁滞，气郁则血郁；气郁则水停，进而致湿郁、痰郁；肝郁克脾，则食郁，气、血、湿、痰、食皆可化火而成火郁，如此则诸病生焉。

反之，情志畅达则百病不生，人体禀天地之灵气而成，保养也应顺应天地四时的变化。春天对应肝木，具升发之性。肝者，将军之官，喜条达而恶抑郁，故养肝重在调畅情志和气机。肝其志为怒，怒则伤肝，气血上涌，容易造成肝火旺盛，表现出头痛、头晕、面红目赤、口干口苦、烦躁、失眠等症状，长此以往则消烁肾水致肝肾阴血不足。"肝藏血，心行之，人动则血运于诸经，人静则血归于肝脏。"因此保持充足睡眠可以养肝、补肾，有助于调节情绪。

二、夏防暑，亦防寒

夏季，从立夏节气至立秋，中间包含阴历四、五、六三个月份，有立夏、小满、芒种、夏至、小暑、大暑六个节气。夏季是一年阳气最盛的季节，气候特点主要是热和湿。人生于天地间，与外界是统一的整体。夏天气候炎热，生机旺盛，人体新陈代谢旺盛，气血运行畅达于外，阴气内伏，此时人们往往喜寒凉的食物及环境，若不加注意则易使体内阳气受损而致病，古语云："唯有夏月难调理，内有伏阴忌凉水。"因此，夏季养生应顺应阳气盛于外、阴气伏于内的特点，以保持内环境的相对稳定。

（一）夏防暑湿

暑为夏季的主气，为火热之气所化，独发夏季，中医认为暑为阳邪，其性升散，容易耗气伤津。暑邪侵入人体常见腠理开而多汗，汗出过多导致体液减少，此为伤津的关键，津伤时即见口渴引饮、唇干口燥、大便干结、尿黄、心烦闷等症，如果不及时调整，则伤津进一步发展，超过生理代偿的限度必然耗伤元气，此时可出现身倦乏力、短气懒言等一系列阳气外越的症状，甚至猝然昏倒、不省人事。由此观之，夏季防暑不可等闲视之。

盛夏时节，10～14点应减少外出。夏天户外活动时，须注意防暑防晒，可戴帽子、戴太阳镜、涂防晒霜、打太阳伞等以保护头部、皮肤及眼睛等，减少紫外线的照射。紫外线与白内障及皮肤老化的关系密切，因此防晒是很有必要的，但近视超过600度或有青光眼的患者不宜戴太阳镜。

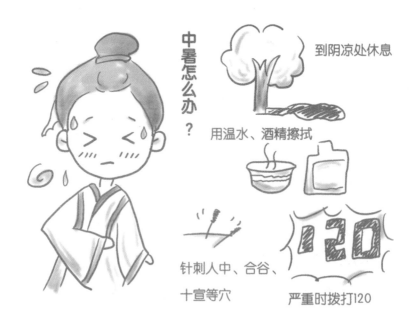

中暑是夏季最常见的疾病之一，当外界的温度过高，湿度大，无风，汗液蒸发困难，体内热量蓄积过多；或在高温高湿环境下劳作，无防暑措施；或出汗过多，体内水和无机盐大量丢失但未及时补充，水盐代谢障碍；或夏季过度劳累，饮食不当，使机体耐热能力降低，均会出现中暑。若出现头晕、出汗、口渴、恶心、胸闷、乏力等表现，则是中暑先兆，有中暑先兆和轻症中暑表现时，首先要做的是迅速撤离引起中暑的高温环境，选择阴凉通风的地方休息，解开衣带，用温水擦洗全身，若有条件可用酒精擦身以降温。多饮用一些含盐分的清凉饮料或淡盐水或盐糖水，也可煮绿豆水、金银花水、荷叶水放凉服用。如果出现虚脱现象则必须及时到医院治疗。

湿为长夏（夏季的最后一个月即长夏）之主气，与脾相应。中医认为，湿为阴邪，好伤人体阳气，因其性重浊黏滞，故易阻遏气机。病多缠绵难愈，这是湿邪的病理特征。湿邪亦伤脾阳，则可能导致脾气不能正常运化而气机不畅，临床可见脘腹胀满、食欲不振、大便稀溏、四肢不温，尤其是脾气升降失和后，水液随之滞留，常见水肿形成，目下呈卧蚕状，身重困倦，头重如裹等。有些人一到夏天就出现精神不振，四肢乏力，食欲减退，甚则身体消瘦，这就是民间俗称的"苦夏"，也就是我们常说的"疰夏"，与湿邪困脾有关。疰夏的发生，暑湿伤人是外在因素，而脾胃虚弱，正气不足，则是根本原因。因此，平时要多注意自我养护，顾护自身正气，加强锻炼，增强体质才能避免疰夏的发生。若湿邪侵犯肌肤筋骨，每每既重且酸。内湿病常见其病理性产物呈秽浊不洁之状，如皮肤病变之渗出物，湿热带下之分泌物，质黏而腥臭，因此人们常称湿为"有形之邪"，其性秽浊，由于湿的形成往往与地之湿气上蒸有关，故其伤人也多从下部开始，临床所见之下肢溃疡、湿性脚气、带下等症往往都与湿邪有关。

夏天天气炎热、潮湿，细菌繁殖快，食物容易变质腐败，不慎误食就会使细菌在体内大量繁殖，另外，夏季人们易贪凉饮冷而伤及脾胃，而出现急性感染性胃肠炎。临床表现有恶心、呕吐、腹痛、腹泻等上吐下泻症状。此时，要及时就诊，不可自行找药服用，以免耽误病情。另外，急性胃肠炎恢复期间的养护也非常关键，因为胃肠道功能尚未完全恢复，病人应注意休息，食易消化的食物，清淡饮食，少量多餐，且不可在疾病恢复初期就大鱼大肉，一味进补，这样只会加重胃肠道负担，适得其反。还要禁酒、咖啡、肥肉、冷菜、含纤维丰富的蔬菜水果等，要慢慢养护，至完全康复。

（二）夏亦防寒

夏季防暑虽重要，但是随着空调的普及，防寒也要引起足够的重视。在炎热的天气里人们往往大汗出，此时皮肤外周血管舒张，汗孔张开，突然进入空调房，低温环境使皮肤血管突然收缩，汗腺分泌减少以减少热量散发，此时人体最易受人造寒气侵袭致病。且空调房一般密闭不通风，促使细菌滋生，通过人们的呼吸系统而感染疾病。突然的寒冷刺激还会使交感神经兴奋，引起腹腔脏器血管收缩，胃肠蠕动减弱，出现腹痛、腹泻等不适症状。

避免空调病的发生，需要注意室内外的温差不宜太大，室内温度不低于 25℃；入睡时，最好关上空调；空调房不要长期关闭，有条件时要使室内空气与外界空气流通。当在室内感觉有凉意时，一定要站起来适当活动四肢和躯体，以加速血液循环，若患有冠心病、高血压、动脉硬化等慢性病，尤其是老年人，不要长期待在冷气环境里，患有关节痛的人亦不要老在冷气环境里生活。中国中医科学院西苑医院中医科张国玺教授说："现代人活得就像反季节蔬菜一样，冬暖夏凉，大家都知道这样的菜味道不好，这样的生活方式，又怎么塑造一个健康的身体呢？"夏季不出汗会憋出一身病。

有研究发现，由于女性的新陈代谢较男性差，自律神经比较敏感，因而更容易患"空调病"。当然，这还与女性夏季多着裙装，易受冷气侵袭有关。另外，身体消瘦的人由于体内水分少、血液循环差，也容易患"空调病"。那么夏天使用空调，室温多少度为好？这要以男女着装不同而异。内着长袖衬衣、外着西装、系领带的男士，最舒适的平均室温为24.4℃；上着长袖衬衣、下着较厚毛料裙子和连袜裤的女子，最舒适的平均室温为26.8℃；而上着短袖衬衣、下着较薄面料裙子和长筒袜的女子，最舒适的平均室温为27.8℃。英国专家认为，既舒适又不影响健康的室温最好是27～28℃，室内外温差不超过5℃较适宜。如果这种室温你还感到凉，可适当添加衣服；如果你觉得热，可在室内装一台换气扇，以加快空气流通，增加凉意。记住，天气再热，室温也不宜调到24℃以下。

夏防寒，除了防空调，还要防冷饮。

人的胃肠温度一般在36℃左右，刚从冰箱冷藏室里拿出来的食物温度只有2～8℃，肠胃受到强烈的低温刺激后，易导致生理功能失调。夏季虽热，但饮食不可过冷。

过冷的饮食直接刺激胃肠道黏膜，消化系统的血液循环立即减缓，寒邪之气直逼脾胃，肠蠕动减弱，甚至肠痉挛，会出现腹部不适或疼痛。胃肠有炎症者饮用碳酸饮料，碳酸饮料含有大量二氧化碳，二氧化碳与胃酸反应而生成具有酸性的碳酸化合物，在胃内产生气体，刺激胃肠道，会加重胃肠的炎症。而痉挛性腹痛往往是由于吃了冰箱里刚拿出的食物引起的。

（三）夏季穿着讲究多

夏天天气炎热、潮湿，出汗较多，因此在穿衣时应选择吸湿性及透气性好的衣料。不同材质的衣服吸湿性也不同，其中蚕丝织品、亚麻、棉织品的吸湿性和透气性都较好，因此夏季衣物应多选用此类衣料。夏季五行属火，在脏为心，火热太过则易使人心情烦躁，此时宜选用冷色调的衣服，且色彩宜浅淡，如淡蓝、淡粉、浅灰、乳白、浅绿等，这类颜色吸热性差，可减少热量的吸入，且给人以清爽舒适的感觉。服装的款式也要简洁，以宽松舒适为主，切不可繁复或点缀太多，让人感觉很热或者累赘拖沓。夏天出汗较多，各类衣服都要勤换勤洗勤晒，防止细菌滋生，诱发各种疾病。

夏天的鞋子也要选择透气散热性能好的，以免长脚气。塑料鞋、橡胶鞋透气性太差，不宜选用。夏天足部易出汗，应选单薄、透气、吸湿性能良好的丝袜和棉袜，以保持足部的干燥与舒适，防脚臭脚汗。

（四）夏季饮食宜清淡

夏季应特别重视饮食的合理搭配，因夏天湿热重，机体为保持体温的恒定，内脏会发生相应的变化以增加热量的排出，而最主要的方式是大量出汗，此时体内水、无机盐、氨基酸等也随汗液的排出而流失。因此平时应注意水、无机盐等的摄入，以防钠离子、钾离子等丢失过多而致头晕、恶心，甚则昏迷等症状。因消化功能减弱，营养物质的吸收受到限制，因此饮食应清淡易消化，少食寒凉之物，以养护脾胃。

夏季属火，其味苦，中医认为苦味的食物泄热、燥湿、止泻。现代社会人们生活日益富足，在饮食上摄入了过多的肥甘厚味之品，使体内郁热过重。苦味食物中含生物碱类物质，具有消炎去热、促进血液循环、舒张血管等作用。中医认为苦味食物有清心除烦、消暑、燥湿等作用，像苦瓜、苦菜、马兰头、绿茶等都可在夏季多摄入，但也不可过食，以防伤及脾胃阳气。

中医五行中夏季属火，火克金，金在脏属肺，火气过旺则克伐肺金而使肺气相对不足，此时宜适当增加辛味食物的摄入以补肺气。如辛味的辣椒、生姜、大蒜等，少量摄入既可增加食欲，又可辛温燥湿，且能微微发汗，以促进散热。尤其在长夏季节，湿气重，更宜服用辛温的食物，符合春夏养阳之道。

《素问·脏气法时论》曰："心主夏……心苦缓，急食酸以收之……心欲软，急食咸以软之……心色赤，宜食酸。"夏天出汗多，多吃些酸味的食物可敛汗。且酸甘养阴，像杨梅、山楂、西红柿等既酸又甜的食物可生津止渴、健胃消食，以防汗多伤阴。另外钠盐随汗液排出，因此夏季饮食中应注意吃点咸味的食物以及时补充出汗丢失的盐分。

孙思邈的《摄养枕中方》中说："当时不觉即病，入秋节变生诸多暴下，皆由涉夏取冷太过，饮食不节故也。"夏天阳气浮于体表，体内阳气相对不足，脾胃功能低下，若贪凉食冷则会导致脾胃受寒，出现腹痛、腹泻等症。土生金，若夏天脾胃受损，到了秋天肺金会相对不足，而致抵御外邪功能降低，使人易患感冒、咳嗽等疾病。

（五）夏季运动要适量

夏天气温高、湿度大，给运动增加了难度。高温使人不适、容易疲惫，此时进行运动锻炼，应掌握一些基本的方法以应对炎热的夏天。

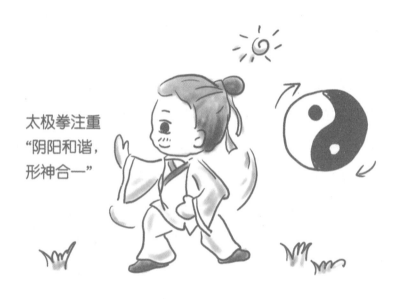

太极拳注重
"阴阳和谐，
形神合一"

首先，夏季的运动应该选择在清晨或傍晚天气凉爽时进行，可以到公园、湖边、庭院等空气新鲜、环境优美的地方，可以跳广场舞、练气功、打太极拳等。

其次，运动要适度，不可过量。夏天天气本就炎热，易出汗，汗为人体津液，出汗过多则耗气伤阴，此时如果运动量过大，一来会使身体疲劳，二来则使大汗出，不利于身体健康。且出汗后要用干毛巾将汗擦干，并换干净的衣服，不可立刻洗凉水澡或者喝冷饮，否则会使寒湿入侵，外则伤及肌表的阳气，致感冒发烧等；内则伤及脾胃，出现腹痛、腹泻等。运动汗出后，正确的做法是擦干身体，喝温的淡盐水，洗个温水澡，如此可消除疲劳，使身心舒适。

另外，游泳是非常不错的夏季运动项目，在酷暑难耐的天气里，在碧水清波中一展身手，不仅消暑清心，而且强身健体，一方面可增强心肺功能，另一方面可增强机体对外界的反应能力，提高耐寒及抗病能力，使肌肉丰满，体型健美。

三、秋渐冻，防秋燥

秋天，是从立秋开始到立冬，共三个月的时间，期间包含了立秋、处暑、白露、秋分、寒露、霜降六个节气。《素问·四气调神大论》中讲："秋三月，此为容平，天气以急，地气以明。"到了秋天，大自然的阳气逐渐往里收，阴气日益增长，气候变得凉爽、干燥，由夏季的暑热逐渐过渡到冬天的寒冷，人体的生命活动也随着自然界的变化而变化，由"夏长"转至"秋收"，人体的阳气也表现为逐渐内收。因此，秋季的养生必须注意保养阳气，凡饮食起居、精神情志、运动锻炼等均要遵循"养收"这一原则。养收的具体办法在《黄帝内经》中早有记载："早卧早起，与鸡俱兴，使志安宁，以缓秋刑，收敛神气，使秋气平，无外其志，使肺气清，此秋气之应，养收之道也。"

（一）秋渐冻，缓加衣

《诸病源候论》中说："薄衣之法，当秋习之，不可以春夏卒减其衣，则令中风寒。从秋习之以渐，稍寒如此，则必耐寒。"指出"秋冻"以耐寒的养生方法。另有俗语："春捂秋冻。"讲的是春天天气渐暖，不可骤减衣服，以避免风寒入体；而到了秋天，天气转凉，也不可加衣太多太快，应使机体逐渐适应寒冷的变化。因此立秋过后，气温下降，此时加衣服不要一下子穿得太多或太厚，捂得太严实。不要使自己的肌肤一直处于温暖舒适的环境中，而导致皮肤腠理疏松，抵抗力差。秋冻，目的就是冻一冻皮肤，使毛孔在寒冷的刺激下收缩，肌腠日渐紧密，进一步使人体的抵抗力得到激发和锻炼，使机体逐渐适应寒冷的气候，从而减少疾病的发生。秋天若做到适度秋冻，一方面御寒能力会大大增强，减少冬季常见病哮喘、慢性支气管炎、心肌梗死等的发生；另一方面使人体之气很好地收敛，到了冬天能够正常潜藏，以保养肾精，强身健体。

狭义的"秋冻"只是讲秋天要缓加衣，而广义的"秋冻"则是将这种养生理念带到日常生活中。如运动时要讲究耐寒锻炼，增强身体对寒冷气候的适应能力，运动不要过于剧烈，应使周身发热而尚未出汗即可；洗澡时水温不要过高，适当低温洗浴可使身体得到寒冷刺激以增强御寒力；这些都符合"秋冻"原则，是秋季养生良法。

但凡事都有个度，"秋冻"也要讲究度，不可"冻"过了。俗话说："一场秋雨一场寒。""白露不露身。"当秋意渐浓或气温骤降时也要及时添衣，特别是秋分过后，天气由凉转寒，加之气温昼夜温差大、变化无常，极易使人受寒感冒，此时应根据气候变化适当增衣御寒，以防寒气内侵。

（二）防秋燥，多食酸

《温病条辨》曰："秋燥者，秋金燥烈之气也。"燥是秋季的主气，秋主收敛，其气肃杀，自然界降雨减少，空气中水分缺乏，气候干燥，若其气太过到伤人致病的程度则称为燥邪。燥邪伤人首先犯肺，多从口鼻而入。初秋时，暑热未尽，燥与热合而发病为温燥；深秋时，寒冬渐近，寒与燥合而发为凉燥。肺为娇脏，燥邪来袭最易伤肺，出现口唇鼻咽干燥、皮肤干、眼干、干咳、烦躁、便干等。《素问·脏气法时论》曰："肺主秋……肺欲收，急食酸以收之，用酸补之，辛泻之。"秋季饮食宜"少辛多酸"，辛入肺，肺五行属金，通秋气，肺气盛于秋，过食辛味食物则使肺金发散太过，不利于肺气的敛降。酸入肝，肝属木，中医理论讲金克木，若食辛过多，肺金过盛则会损伤肝木之气，因此可多食酸，以助肝气，少食辛以平肺气，且酸味的食物多能补津液以缓秋燥，故秋天应少辛多酸。

　　具体而言，应多食以下几种食物以防秋燥：①应季的新鲜水果蔬菜，如梨、柿子、葡萄、山楂、藕、芋头、南瓜等。水果、蔬菜富含水分，且性质多寒，可生津润燥、清热除烦、润肠通便；还含有大量的维生素、无机盐、纤维素等，可中和体内多余的酸性代谢产物，促进身体健康。②豆浆、牛奶、果汁饮料等流质饮食可补充体液，滋阴润燥；③莲子、百合等药食同用的食物可防秋燥。

　　秋季少食辛，辛辣之品主要包括辣椒、桂皮、花椒、葱、姜、蒜、酒等，日常生活烹饪时以少量葱、姜、蒜等作为调料炝锅，不会加重秋燥。现在烧烤食物越来越被人们所喜爱，且一般以鸡肉、牛肉、羊肉等温热食物为原料，并投放味精、孜然粉、辣椒粉等调味料，用炭火或微波炉烤制而成。温热肉食经火烤，热性更足，再加辛辣的调味品，食用后更易化火伤阴，加重秋燥。

秋季瓜果蔬菜大丰收，品种多样，且汁满可口，人们容易多食、贪食瓜果。瓜果大多性寒凉，秋季多燥，适当地多食用瓜果蔬菜既可补充营养，又可应对天气的干燥不适，然而过食或食用不洁之品则可致腹痛、腹泻等脾胃损伤症状。

总之，秋季饮食要保持清淡、搭配合理、营养均衡。不食或少食辛辣刺激类食物，尤其是像烧烤类的食物均应少食。可适当增加优质蛋白的摄入，俗话说："贴秋膘。"蛋、奶、肉及乳制品等均可适当多食。富含维生素的新鲜水果、蔬菜也要适当摄入，但不可贪食以伤脾胃。还可多食一些清热滋阴润肺的滋补性食物，如大枣、莲子、银耳、荸荠等。

（三）秋运动，益身心

秋季养生之道为"养收"，人体阳气逐渐收敛内养，因此运动也要适应这一原则，不可过量运动，使汗流浃背，损伤阳气。但随着天气逐渐转冷，运动量可适当增加，以增强体质，提高抗寒耐冻能力，为度过严寒冬季做好准备。

爬山登高的主要作用是增加肺通气量和肺活量，促进血液循环，使脑血流量增加，促进酸性代谢产物的排泄，增进食欲，改善睡眠。秋季温度的变化可使人的体温调节中枢紧张，提高机体对外界环境变化的适应能力，提高神经系统的灵敏性。随着登高时海拔增加，气压逐渐下降，对人体也会产生一系列的影响，可起到辅助治疗哮喘、神经衰弱等疾病的作用，同时对降血糖、改善贫血有一定的治疗作用。

快走运动，每天花一定的时间快步行走，对身体健康和精神畅达都很有好处。快走可促进血液循环，提高氧气的消耗，改善心脏功能，且有效预防肥胖、糖尿病、下肢静脉曲张等，还可保持大脑的活跃灵敏，预防老年痴呆。中老年人快走时，速度可根据其身体状况适当调整。

太极拳是集练气、健身、养生、防病、修心于一体的养生功法，适合长期练习，秋季经常打拳对身心健康大有裨益。太极拳注重"阴阳和谐、形神合一"。练拳时，人心平气和，意念集中，动作柔和。太极拳讲究"吐纳导引"，要求呼吸深、长、细、缓。通过增加呼吸深度以达到增大肺活量的目的，还可释放内在不良情绪和压力，促进心理健康。长期锻炼可使心率降低，心脏功能增强，可有效预防冠心病、动脉硬化等一些现代常见慢性疾病的发生。练习太极拳时，意念集中，此时大脑呈现节律性活动，可使脑波更多释放 α 波，预防大脑功能减退。太极拳手足并用，动作连贯柔和，可强健肌肉、畅通经络，使心与意、气与力、手与脚有机配合，达到健身、防病、改善生理机能和延缓衰老的作用。

秋季运动好处虽多，但也要注意以下几点：①运动前要热身，以舒展身体，预防损伤肌肉、韧带等组织；②锻炼应循序渐进，不可突然加大运动量，损伤身体；③锻炼后注意补水，秋季本多干燥，体内易缺水分，运动汗出后又加重了水分的丢失，因此运动过后要及时补充水分。饮水以温开水，小量频次饮用为佳。

（四）敛心神，宁心志

秋季大自然的阳气日渐收敛，人体也随着自然界的变化而变化，阳气内收，所以在精神方面也要收敛神气，使志安宁，勿令阳气外泄，避免受到秋天肃杀之气的伤害。

《黄帝内经》说:"恬淡虚无,真气从之,精神内守,病安从来。是以志闲而少欲,心安而不惧,形劳而不倦,气从以顺,各从其欲,皆得所愿。故美其食,任其服,乐其俗,高下不相慕,其民故曰朴。"指出人要淡泊名利,不能被种种欲望禁锢了心灵,在社会上应该尽的责任要认真去完成,应做的事要踏实去做,不过分争名夺利而使身心疲惫。要少思寡欲,安然度日,知足常乐,时时观照内心,提高内在的力量,使身体气机畅达,心情舒畅,则百病不生。

秋天万物凋零,草枯叶落,大自然一派肃杀收敛之象,对人的情绪也会产生极大的影响,人们此时易悲伤、忧愁。每年秋末冬初也是抑郁症的高发期。有研究表明,"悲秋"与人体激素变化密切相关,大脑中的松果体分泌的褪黑激素会使人情绪低落,意志消沉,抑郁不乐。褪黑激素分泌受光照的影响,夏天阳光充足,故褪黑激素分泌减少,到了秋天,光照相对减少,褪黑激素分泌明显增多,人的情绪也会变得低沉消极。褪黑激素的分泌还会影响甲状腺激素和肾上腺素的分泌,当褪黑激素分泌增加时,这两种激素的分泌就会受到抑制。甲状腺激素和肾上腺素可使身体新陈代谢增加,情绪高涨,它们的相对减少更加重了情绪的低落和消沉。

悲秋过度不仅使心情低落，还会引起高血压等心脑血管疾病。此时要积极应对，规律的生活作息很重要，秋天要"早卧早起，与鸡俱兴"，早起使身体气机舒展，早卧使阳气收敛，保养神气。还要多晒太阳，减少褪黑激素的生成，特别是老年人、学生、办公室人员平时应该多做日光浴。也可培养广泛的个人兴趣爱好，如下棋、养花、抚琴、练习书法、旅游等，做自己感兴趣的事，可以帮助转化愁闷情绪，保持乐观向上。积极参加体育运动也很重要，《吕氏春秋》中说："流水不腐，户枢不蠹，动也。形气亦然。形不动则精不流，精不流则气郁。"经常运动可促进气血运行，调五脏、通百脉，帮助释放不良情绪，对轻度或中度的焦虑等精神失调症有较好的治疗作用，从而保持精神愉悦、情绪稳定。

四、冬闭藏，防严寒

冬季，从立冬开始到立春结束，其间经历了立冬、小雪、大雪、冬至、小寒、大寒六个节气。冬季是一年中最寒冷的季节，此时草木凋零，天寒地冻，昆虫蛰伏，万物闭藏。植物停止了生长，动物大部分进入了冬眠，自然界万物呈现出"闭藏"的状态。人与自然相应，到了冬天，人体的阳气也要潜藏于内。

（一）冬闭藏，不过汗

冬季闭藏，不宜大汗出，会导致阳气发泄，屡屡被寒气迫夺而致病；过汗还可致精随液出，阴精耗散。孙思邈《备急千金要方·道林养性》中亦说："冬时天地气闭，血气伏藏，人不可作劳汗出，发泄阳气，有损于人也。"故冬季运动不可太过剧烈。北方室内有暖气，室温不宜过高，建议保持在 17 ～ 23℃。室温过高，容易汗出，不利于冬"藏"，而且还会使人出现注意力不集中、协调性变差、反应速度降低等等问题。

冬季洗浴不宜太勤。洗澡过于频繁，而且水温高，会使腠理大开，不利于"冬藏"。年轻人建议每周 1 次为宜，老年人建议 7 ～ 10 天一次或更长。特殊部位可每日清洗一次，每周可以洗头 2 ～ 3 次。

（二）防严寒，保阳气

冬季气候的特点是寒。寒性凝滞、收引，人体感受寒邪可致气血凝滞不通而出现感冒、冻伤、手足皲裂、关节炎等疾病，支气管炎、肺炎、冠心病等也容易因受凉而发病，因此冬季做好防寒养藏工作非常重要。

1. 冬季保暖防寒

《素问·四气调神大论》曰："冬三月，此为闭藏，水冰地坼，无扰乎阳；早卧晚起，必待日光……去寒就温，无泄皮肤，使气亟夺，此冬气之应，养藏之道也。"冬季养生最重要的就是保护身体的阳气，远离寒冷，保持温暖，使阳气勿外泄，促进阳气的潜藏，阴精的蓄积。

在冬天保持温暖的一种重要方式就是穿保暖舒适的衣服。冬季衣服要选择透气性小、保暖性高的面料。一般导热性越低，保暖性就越高。其中羊毛、腈纶、蚕丝、醋酯黏胶棉的导热性较低，保暖性就较好。衣料中含空气越多则保暖性越好，如新鲜的棉花、羊毛等物中往往含有较多的空气，因此保暖性较好。另外，穿衣服的层数多，衣服与衣服之间就出现了空气层，则保暖性增大。因此，冬天穿衣，不可只穿一件棉衣，而应多穿几层衣服，这样才能有较好的保暖性。而最外层应该选择致密且透气性低的材质，这样寒风才不易吹透衣服，进入内层，起到保暖作用。但也不可选择如人造皮革等完全不透气的材质，因运动后容易出汗，若外层衣服完全不透气则热量不易散发，而使内层衣服甚至中层衣服均被汗浸湿，此时若解开衣服或稍不注意就可能被冷风侵袭，致受凉感冒。对于内层衣服，应选择透气性和吸湿性较好的材质，如各种纯棉材质的内衣、内裤、秋衣、秋裤等，这样身体出的汗液能及时被衣料吸收，产生的热量也能及时散出去，保证皮肤的干爽。中层的衣服要蓬松一些，多含些空气，保温性好。

冬天衣服的颜色要选择深一些和吸热性好一些的。黑色衣服可吸收太阳辐射热量的88%，其次为紫色、红色、橙色等，白色最低。材质的表面光滑度也会影响热量的吸收，表面越粗糙吸收热量越多，因此像毛呢等材料做的大衣是冬季不错的选择。

此外，在着装上还需注意以下方面。首先衣服不要穿得太紧，以免影响血液循环，使组织缺血而冻伤。其次，穿衣不可过多过厚，尤其是纯阳之体的小儿。俗话说："要使小儿安，三分饥与寒。"穿得过厚会使小儿体温调节功能降低，抗寒力下降，易患感冒。冬季着装还要注意头和脚的保暖。冬季要注意头颈部的保暖，因从头部散失的热量占人体总热量的1/3，颈部有大椎、风门、肺俞等重要腧穴，故应戴上帽子、围巾以御寒。下肢的保暖也尤为重要，因人体足太阴脾经、足厥阴肝经和足少阴肾经均起于足，循下肢内侧至腹（胸），三阴经分别与肝、脾、肾三脏相通，若下肢长期受寒则影响三脏的功能。现代女性为求美丽，往往在寒冷的冬天穿裙子，下肢只穿材质稀疏的打底裤，寒风一吹就透，没有太强的御寒功能，还不穿棉鞋，长此以往寒从足生，导致宫寒不孕、卵巢囊肿、子宫肌瘤等一系列问题。因此，为了身体健康，建议女性朋友们改变一下自己的着装，争取做到既保暖又美丽，不要盲目跟随潮流，穿出属于自己的、健康又时尚的风格和美丽。

2. 冬季进补御寒

冬季阳气内藏，人体阳气也趋于潜藏，此时进食膏粱厚味，身体有能力消化和吸收，并藏于体内，成为能量储备，增强身体御寒能力。因此我国自古就有冬季进补的习俗，"冬令进补，开春打虎。""三九补一冬，来年无病痛。"说的就是冬天进补的好处。

冬季进补是为了补足人体亏虚，可以根据体系选择合适的食物或药物进行滋补。冬季气候严寒，进补以温补为主，可选择牛肉、羊肉、鸡肉、黄豆、蚕豆、胡萝卜、葱、姜、蒜、韭菜、龙眼肉、大枣等食物。但也应注意科学调配，补之不当会对身体造成危害。首先要注意不能过食肥甘厚腻之品。在寒冷的冬季人们往往需要摄入脂肪类食物以补充能量，但过食肥腻之品，则会伤脾碍胃，滋生痰热。现代医学也认为，摄入油腻之物过多，会引起血脂增高，形成动脉粥样硬化，最终导致高血压、冠心病等疾病。其次，过度虚弱之人不宜大补。有些身体虚弱的人服用滋补的食物或药物后，病症不减反而出现了口干、烦躁、咽干、腹胀等情况，这就是虚不受补。这种情况一般是因为久病体虚，脾胃运化功能减退，而滋补之品大多质厚滋腻碍胃，不利于消化吸收，因此不但不能被利用，反而留在体内郁滞化火，出现一派虚火上炎之象。同时注意不可盲目追求名贵药食。补药不是越贵越好，关键要适合自己的身体需求。俗话说："药证相符，大黄也补，药不对证，参茸也毒。"所以，冬季进补切忌一味追求名贵药材，药不对症吃了反而对身体有害。此外，在伤风感冒时不可进补。当机体感受外邪出现外感表证时，正气与邪气抗争于肌表，此时若盲目进补，则闭门留寇，使表邪内陷，难以祛除。中医学理论讲，表证当以汗解，表邪解除后，再进补，以免疾病深入迁延不愈。最后我们还要知道进补虽好，但也不能完全依赖补药。冬季进补只是保健的一种方法，除此之外，还应重视平时的体育锻炼，注意饮食卫生，保持心情愉悦，保养得当则胜过各种补品、补药。

3. 冬季锻炼抗寒

冬季气温低，人体的机能也会发生相应变化，如肺活量降低，血流量减少等。因此，需要参加一定的户外活动，使身体接受寒冷的刺激，从而使肌肉、血管收缩，心跳加快，呼吸加深，新陈代谢增强，身体产热量增加。同时人体的抗寒能力和免疫力都会在冬季进行的锻炼中得到增强，有助于预防感冒、气管炎、贫血和肺炎等疾病。

但要注意在运动前要做好准备活动，以免造成肌肉、肌腱等软组织损伤。运动时的着装也要合适，户外锻炼要穿得暖和，注意手足等末梢部位的保暖，但也不可穿得过厚，以免影响四肢活动或出汗过多导致感冒等。运动中间休息时要注意穿上外套，以防寒风透过张开的毛孔侵袭身体致病。运动结束后要用干毛巾将身上的汗擦干，换上干爽的内衣，避免用身体捂干汗湿的衣服。且运动不可过量，身上微微似欲汗出而未大汗，四肢都伸展畅达为最佳。不可迎风呼吸，使寒风进入口中，刺激呼吸道，对呼吸系统，甚至对心脑血管系统和消化系统造成损害。

跑步是冬季一项不错的运动，可加强和改善心脏的泵血功能，对防治冠心病有较好的作用。跑步时肺活量明显增加，改善心肺功能。肥胖的人跑步可降低胆固醇，改善脂质代谢能力，从而预防动脉硬化，净化血液，轻身延年。另外，跑步还能刺激机体免疫系统，使免疫细胞活性明显增强而提高身体的免疫力。

冬季的阳光是一剂良药，好处多多。冬天多晒太阳能够促进钙、磷的吸收，强筋健骨。多晒太阳可减少体内褪黑激素的生成，褪黑激素可导致人情绪低沉，消极悲伤，抑郁等。因此多晒太阳可使精神振奋，心情舒畅，降低抑郁情绪的产生。太阳中紫外线的照射可促进人体造血机制

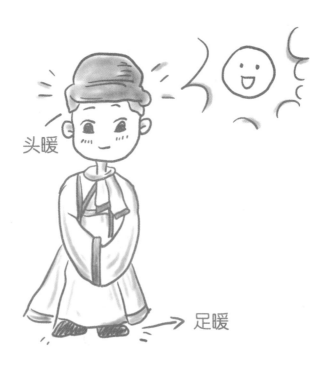

的增强，使红细胞数量增多，血色素增加，改善贫血。高血压患者也可在冬季选择多晒太阳以降压，因身体在太阳的照射下会产生维生素 D_3，维生素 D_3 与钙结合可控制血压。所以要好好利用冬天的阳光，晒出强健的体魄和美好的心情。

第三章

体质辨识，调养防病

体质是人类由遗传性和获得性因素决定的表现在形态结构、生理机能和心理活动方面综合的相对稳定的特性。在生理上表现为机能、代谢以及对外界刺激反应等方面的个体差异，在病理上表现为对某些病因和疾病的易感性，以及产生病变的类型与疾病传变转归中的某种倾向性。即体质的差异决定疾病的易感性与发病的倾向性，影响疾病的转归预后。偏颇体质是形成亚健康的基础。正确辨识体质，及时调理偏颇体质，可以在一定程度上预防疾病的发生。

一、辨识体质

（一）体质是什么

体质具有个体差异性、群类趋同性、相对稳定性、动态可变性、偏颇可调性等特点。体质形成于先天，成型于后天，每一生命个体的先天禀赋不同，或后天成长环境及生活习惯各异，使个体体质具有不同于他人的特征，从而形成了不同个体之间的体质差异性。虽然每个个体先天禀赋不同，但饮食起居条件、习惯比较相同，或处于同一历史背景、同一区域的人群，由于遗传背景和外界条件的类同性，可呈现出类似的体质特征，即为人群体质的趋同性。由于体质的形成由种族繁衍、家族遗传好几代甚至数十代人的先天禀赋为基础，这种禀赋基础决定个体在后天的生长发育过程中遵循某种既定的内在规律，但个体成长受区域环境、气候变化、生活习性等各方面的影响，在不同的成长阶段呈现出不同的体质特点，使得体质具有相对稳定的特质。体质的稳定性是相对的，并非不可改变。后天生活环境对体质的形成与发展始终起着重要的制约作用，如生活条件、饮食构成、季节变化、地理环境及社会人文因素等，都可对体质产生一定的影响，甚至具有决定性的作用，因此这些影响因素的变化极有可能导致体质的改变。体质的相对稳定性和动态可变性，使得体质的调节成为可能，虽然秉承父母之质难移，但通过改善生活习惯，如起居有常、饮食有节、运动规律，或寻求针灸、中药等途径改善体质，纠正偏颇状态，有可能改善我们甚至后代的先天禀赋。

（二）为什么体质会不同

五脏是人体生命活动的中心，气血精津液是构成人体的物质基础，经络是脏腑、形体官窍相互联系为有机整体的纽带。体质为人体脏腑精气血阴阳的偏颇及功能活动之差异在形态结构、心理状态、疾病反应等综合状况的集中体现。脏腑、经络、精气血津液是体质形成的重要生理学基础。

脏腑为构成人体以及维持机体正常生命活动的中心，体质的差异必然也以脏腑形态、功能差异为基础。《灵枢·本脏》说："五脏者，固有小大高下坚脆端正偏倾者……凡此二十五者各不同，或善或恶，或吉或凶，请言其方。"即是说五脏、六腑任一脏腑的相对优势或劣势倾向，都有可能造成个体体质的差异。明代张介宾《景岳全书·传忠录》中言："脏气各有强弱，禀赋各有阴阳。脏有强弱则神志有辨也……性情有辨也……此固人人之有不同也。"说明五脏功能及形态的差异，不仅影响人的生理活动、心理活动，改变机体外表的神色形态特征，为疾病因素提供作用契机，影响疾病的发生发展倾向。因此，脏腑的形态及功能状态是构成体质差异的决定性因素。

经络是五脏六腑之气血精津液荣养形体的运输载体，故脏腑气血阴阳的多少直接通过经络反映在机体的外部形态上，具体表现为体质的差异，因此，经络是反映体质差异的结构基础。如《素问·血气形志》所讲："夫人之常数，太阳常多血少气，少阳常少血多气，阳明常多气多血……此天之常数。"因此，经络气血阴阳的盛衰是构成体质差异的重要因素。《灵枢·寿夭刚柔》曰："血气经络胜形则寿，不胜形则夭。"阐明了经络气血的多少可直接影响体质的强弱。

人体依靠精气血津液维持正常生命活动，脏腑、经络、组织形体官窍需要精气血津液的充养进行生理活动，因此，体质的差异及表现与精气血津液的多少密切相关。人体之精藏于五脏六腑，发挥繁衍生命、濡养、化气、化血的功效，决定体质的强弱，间接影响体质差异。气的寡众及气机的失常，直接影响脏腑功能的强弱和形态结构的差异，从而形成不同的体质类型，如气虚质、气郁质。血液的盈亏及运行状况的差异，可形成血虚质、血瘀质。因此调理气血是调治偏颇体质的重要途径。津液的多少以及运行输布失常，亦会造成体质类型的差异，如痰湿质。故血气之多少，精津液的盈亏，皆是构成体质的基本要素，直接或间接影响着偏颇体质的形成。

（三）体质与得病有什么关系

中医体质类型与证候都是对人体生命现象的描述，但两者有一定区别：从两者研究主体来看，体质以人体本身为研究主体，证以疾病为辨析对象；从两者研究内容上看，体质是对非疾病状态下机体阴阳气血津液偏颇状态的描述，证是已病状态下疾病的临床表现类型；从形成顺序上看，体质是以先天禀赋为基础，加上后天生活习性影响而逐渐形成的，具有稳定性、缓慢性，证候则是在致病因素作用于机体后所形成的，具有短暂性、易于扭转性。体质是证候演化的内在物质基础，证候是体质相对外在的倾向性表现；体质制约证的传变与转归，体质的改善会影响证候的转变及疾病的发展。

疾病的发生多因机体正气不足，兼感受外邪，人体正气决定着疾病的性质、转归和预后，而体质一定程度上反映了机体正气的盛衰，是疾病发生与病后发展倾向的根本原因，因此体质的差异决定疾病的易感性与发病的倾向性，指导疾病的预防，影响疾病的转归预后。病态体质是形成亚健康的基础。

总之，体质因素在疾病的发生、发展及证候的传变、转归中起重要作用，病、证、体三者关系可以简单概括为病因相同，体质不同，证候就不同；疾病相同，体质不同，证候亦不同；疾病不同，体质相同，证候相同，即为体质的差异是"同病异证""异病同证"的生理基础。

（四）中医体质分类与判定

2009 年，中华中医药学会通过考察全国范围内 21948 例流行病学特征，正式发布《中医体质分类与判定》标准，明确规定了中医体质的定义与术语、范围、基本类型及其生理、病理特征、9 种体质的分类判定、《中医体质分类与判定自测表》（附录一）5 个部分。

表 3-1 简单地归纳了九种体质的表现，可直观展现出不同体质的特点，患者通过此表可大致了解自己属于何种体质，但体质并非单一的症状的罗列，而是在一定先天遗传基础上，经过漫长的生活习性、情志状态、生存环境等诸多因素的共同作用下产生的，具有一定规律可循并可调的机体状态，因此全面了解 9 种不同体质的特征、成因、表现，对体质辨识及制定个体化养生、防病及治疗方案意义重大。我们可以通过《中医体质分类与判定自测表》（附

录一）进行简单的体质辨识，也可参考以下9种体质辨识内容的具体归纳：

表 3-1　九种体质的常见表现

平和质	精力充沛	语音有力	处事乐观	适应力强
气虚质	容易疲乏	声音低弱	喜欢安静	容易感冒
阳虚质	手脚冰凉	不耐寒冷	容易腹泻	胃脘、腰背膝盖怕冷
阴虚质	手脚心发热	口咽干燥	大便干燥	两颧潮红
痰湿质	身体沉重	腹部肥肉松软	额部油脂多	上眼睑较肿
湿热质	面部油腻感	易生痤疮	口苦口臭	大便黏滞
血瘀质	面色晦暗或有斑	口唇颜色偏暗	皮肤有青紫色瘀斑	容易忘事
气郁质	情绪低沉	精神紧张	多愁善感	容易受到惊吓
特禀质	容易过敏	不感冒亦有喷嚏、流涕、鼻塞	皮肤容易出现抓痕	起荨麻疹

1. 平和质

【定义】先天禀赋良好，后天调养得当，以体态适中，面色红润，精力充沛，脏腑功能状态强健壮实为主要特征的一种体质状态。

【成因】先天禀赋良好，后天调养得当。

【总体特征】阴阳气血调和，以体态适中、面色红润、精力充沛等为主要特征。

【形体特征】体形匀称健壮。

【常见表现】面色、肤色润泽，头发稠密有光泽，目光有神，鼻色明润，嗅觉通利，唇色红润，不易疲劳，精力充沛，耐受寒热，睡眠良好，胃纳佳，大小便正常，舌色淡红，苔薄白，脉和缓有神。

【心理特征】性格随和开朗。

【发病倾向】平素患病较少。

【对外界环境适应能力】对自然环境和社会环境适应能力较强。

2. 气虚质

【定义】由于一身之气不足，以气息低弱、脏腑功能状态低下为主要特征的体质状态。

【成因】先天禀赋不足，后天失养，如孕育时父母体弱、早产、人工喂养不当、偏食、厌食，或病后气亏、年老气弱等。

【总体特征】元气不足，以疲乏、气短、自汗等气虚表现为主要特征。

【形体特征】肌肉松软不实。

【常见表现】平素语音低弱，气短懒言，容易疲乏，精神不振，易出汗，舌淡红，舌边有齿痕，脉弱。

【心理特征】性格内向，不喜冒险。

【发病倾向】易患感冒、内脏下垂等病；病后康复缓慢。

【对外界环境适应能力】不耐受风、寒、暑、湿邪。

3.阳虚质

【定义】由于阳气不足，失于温煦，以形寒肢冷等虚寒现象为主要特征的体质状态。

【成因】先天不足或后天失养。如孕育时父母体弱，或年长受孕，早产，或年老阳衰等。

【总体特征】阳气不足，以畏寒怕冷、手足不温等虚寒表现为主要特征。

【形体特征】肌肉松软不实。

【常见表现】平素畏冷，手足不温，喜热饮食，精神不振，舌淡胖嫩，脉沉迟。

【心理特征】性格多沉静、内向。

【发病倾向】易患痰饮、肿胀、泄泻等病；感邪易从寒化。

【对外界环境适应能力】耐夏不耐冬；易感风、寒、湿邪。

4. 阴虚质

【定义】由于体内津液精血等阴液亏少，以阴虚内热等表现为主要特征的体质状态。

【成因】先天不足，如孕育时父母体弱，或年长受孕，早产等，或后天失养，纵欲耗精，积劳阴亏，或曾患出血性疾病等。

【总体特征】阴液亏少，以口燥咽干、手足心热等虚热表现为主要特征。

【形体特征】体形偏瘦。

【常见表现】手足心热，口燥咽干，鼻微干，喜冷饮，大便干燥，舌红少津，脉细数。

【心理特征】性情急躁，外向好动，活泼。

【发病倾向】易患虚劳、失精、不寐等病；感邪易从热化。

【对外界环境适应能力】耐冬不耐夏；不耐受暑、热、燥邪。

5. 痰湿质

【定义】由于水液内停而痰湿凝聚，以黏滞重浊为主要特征的体质状态。

【成因】先天遗传，或后天过食肥甘。

【总体特征】痰湿凝聚，以形体肥胖、腹部肥满、口黏苔腻等痰湿表现为主要特征。

【形体特征】体形肥胖，腹部肥满松软。

【常见表现】面部皮肤油脂较多，多汗且黏，胸闷，痰多，口黏腻或甜，喜食肥甘甜黏，苔腻，脉滑。

【心理特征】性格偏温和、稳重，多善于忍耐。

【发病倾向】易患消渴、中风、胸痹等病。

【对外界环境适应能力】对梅雨季节及湿重环境适应能力差。

6. 湿热质

【定义】以湿热内蕴为主要特征的体质状态。

【成因】先天禀赋，或久居湿地，喜食肥甘，或长期饮酒，湿热内蕴。

【总体特征】湿热内蕴，以面垢油光、口苦、苔黄腻等湿热表现为主要特征。

【形体特征】形体中等或偏瘦。

【常见表现】面垢油光，易生痤疮，口苦口干，身重困倦，大便黏滞不畅或燥结，小便短黄，男性易阴囊潮湿，女性易带下增多，舌质偏红，苔黄腻，脉滑数。

【心理特征】容易心烦急躁。

【发病倾向】易患疮疖、黄疸、热淋等病。

【对外界环境适应能力】对夏末秋初湿热气候，湿重或气温偏高环境较难适应。

7. 血瘀质

【定义】体内有血液运行不畅的潜在倾向或瘀血内阻的病理基础，以血瘀表现为主要特征的体质状态。

【成因】先天禀赋，或后天损伤，忧郁气滞，久病入络。

【总体特征】血行不畅，以肤色晦黯、舌质紫黯等血瘀表现为主要特征。

【形体特征】胖瘦均见。

【常见表现】肤色晦黯，色素沉着，容易出现瘀斑，口唇黯淡，舌黯或有瘀点，舌下络脉紫黯或增粗，脉涩。

【心理特征】易烦，健忘。

【发病倾向】易患痛证、血证等。

【对外界环境适应能力】不耐受寒邪。

8. 气郁质

【定义】由于长期情志不畅、气机郁滞而形成的性格内向不稳定、忧郁脆弱、敏感多疑为主要表现的体质状态。

【成因】先天遗传，或因精神刺激，暴受惊恐，所欲不遂，忧郁思虑等。

【总体特征】气机郁滞，以神情抑郁、忧虑脆弱等气郁表现为主要特征。

【形体特征】形体瘦者为多。

【常见表现】神情抑郁，情感脆弱，烦闷不乐，舌淡红，苔薄白，脉弦。

【心理特征】性格内向不稳定、敏感多虑。

【发病倾向】易患脏躁、梅核气、百合病及郁证等。

【对外界环境适应能力】对精神刺激适应能力较差；不适应阴雨天气。

9. 特禀质

【定义】由于先天禀赋不足或遗传等因素造成的一种特殊体质。包括先天性、遗传性的生理缺陷与疾病，过敏反应等。

【成因】先天禀赋不足、遗传等，或环境因素、药物因素等。

【总体特征】先天失常，以生理缺陷、过敏反应等为主要特征。

【形体特征】过敏体质一般无特殊；先天禀赋异常或有畸形，或有生理缺陷。

【常见表现】过敏体质者常见哮喘、风团、咽痒、鼻塞、喷嚏等；患遗传性疾病者有垂直遗传、先天性、家族性特征；患胎传性疾病者具有母体影响胎儿个体生长发育及相关疾病等特征。

【发病倾向】过敏体质者易患哮喘、荨麻疹、花粉症及药物过敏等；遗传性疾病如血友病、先天愚型等；胎传性疾病如五迟（立迟、行迟、发迟、齿迟和语迟）、五软（头软、项软、手足软、肌肉软、口软）、解颅、胎惊等。

【对外界环境适应能力】适应能力差，如过敏体质者对易致过敏季节适应能力差，易引发宿疾。

二、偏颇体质调养防病

（一）平和质

平和质者，没有气血阴阳偏颇，不属于偏颇体质，平时保养为主，可适当使用扶正之品，但不宜过于强调进补，少用药物为宜。

【艾灸】

选穴：足三里、关元、气海。

方法：手持陈年艾条，将一端点燃，置于穴位上方2～3厘米，进行熏烤，每穴灸15分钟左右，以灸至皮肤温热红晕而无灼痛为度。也可借助艾灸盒施灸，先用弹力带将灸盒对准施灸穴位固定好，将艾条插入艾灸盒盒盖的孔内，点燃，据患者耐受程度调节艾条的位置，待艾条燃烧20分钟左右，取下艾灸盒。足三里可选用单孔艾灸盒，关元、气海选择双孔艾灸盒。

注意：施灸环境要温暖，不要有对流风，灸后1小时内规避风寒，不可吃生冷、刺激性食物。

【推拿】

选穴：足三里、关元、气海。

方法：拇指或中指按揉上穴，每次按压15分钟，频率为15次/分，每日按压3次。

【饮食起居】

进食应饱饥有度，多吃五谷杂粮、蔬菜瓜果，少吃过于油腻及辛辣之物，力求五味调和，不可偏嗜。起居有常，保持良好的生活习惯。

【运动】

年轻男性可选择增强力量和耐力素质的项目，如器械训练、跑步、球类，女性可选择加强柔韧素质的运动，如健美操等，老年人则应适当散步、打太极拳等。

（二）气虚质

有说话声低，经常无力，易出汗，易患感冒等偏于肺气虚的表现，用玉屏风散；消化不良，易腹胀，食欲不振者，选用参苓白术散；用脑过度，易疲倦劳累者，可用归脾丸。

【艾灸】

选穴：足三里、关元、气海、肺俞、中脘、脾俞、肾俞、神阙。

方法：将以上穴位分为两组，足三里、关元、气海、中脘、神阙为一组，肺俞、脾俞、肾俞、膏肓俞为一组，两组穴位隔日艾灸1次。可用艾灸盒行温和灸，先用弹力带将灸盒对准施灸穴位固定好，将艾条插入艾灸盒盒盖的孔后点燃，据患者耐受程度调节艾条的位置，待艾条燃烧20分钟左右，取下艾灸盒。神阙、气海、关元可选用三孔艾灸盒，肺俞、脾俞、肾俞可选用双孔艾灸盒。

【推拿】

选穴：膻中、足三里、阴谷。

方法：拇指或中指按揉上穴，每次按压15分钟，频率为 15 次 / 分，每日按压 3 次。

【饮食起居】

芪苓山药粥：黄芪、山药各 30 克，茯苓 15 克，去核大枣 10 颗，粳米适量。以上材料同煮成粥，适量红糖调味，即可食用。

黄芪童子鸡：取童子鸡 1 只洗干净，用纱布包生黄芪 9 克，以细线扎紧口袋，与鸡同放于锅中，再加入生姜、葱白及适量水，待童子鸡煮熟后，取出黄芪包，加入食盐、黄酒调味，即可食用。

什锦麦胚饼：葡萄干 30 克洗净，花生碎 10 克，10 颗大枣去核，10 克龙眼与大枣一同切碎，100 克麦胚粉用开水稍烫后加入以上材料，并加白糖少许，揉成薄饼，烙熟即可，每日晨起做早饭食用，亦可作零食。

平素亦可多食小米、黄米、大麦、黄豆、白扁豆、山药、土豆、红薯、胡萝卜、香菇、大枣、樱桃、葡萄、花生、鹌鹑、鸽肉、鸽蛋、鲫鱼、羊心、羊肚等食物。

夏季晚睡早起，午休 30 ～ 60 分钟，冬季早睡晚起，注重头、背、脚保暖。

【运动】

气虚质者宜选八段锦、太极拳、太极剑等传统柔缓功法，亦可选择慢跑、健步走等运动，不宜进行短跑、器械等剧烈运动。气虚质者体能偏弱，运动量过大易耗气，且动则汗出，汗出后易感冒，因此不论进行哪种运动，应遵循适度原则，强度由小及大，微微见汗为宜。

（三）阳虚质

【中成药】

卫阳不足之人，怕风，风袭易头痛，全身关节畏寒，予玉屏风散；中上腹部畏寒，食凉后腹泻、腹痛，予理中丸；腰部、膝盖畏风怕冷，或生殖功能减退者，可选金匮肾气丸。

阳虚质保养

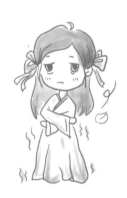

阳虚，
卫阳不足，
怕风之人，
可用玉屏风散。

中上腹部胃寒，
食凉腹痛，
可用理中丸。

腰部、膝盖怕冷，
生殖功能减退，
可用金匮肾气丸。

【艾灸】

选穴：肾俞、足三里、脾俞、命门、肺俞、关元、气海、大椎、神阙。

方法：足三里、关元、气海、神阙为一组，肾俞、脾俞、肺俞、命门、大椎为一组。两组穴位交替施灸。以上穴位除足三里外皆可行隔姜灸，首先用拇、食、中三指将适量艾绒一边捏一边旋转，制成直径和高度约1厘米的圆锥形艾炷，艾炷要求质地紧实均匀，大小一致；然后切取约0.3厘米厚、大小适中的生姜片，在其中心处用棉棒穿刺数孔；将备好的姜片置于施灸穴位，艾炷置于姜片上，用火点燃施灸，艾炷燃尽后更换新艾炷，每穴灸7壮。两组穴位除足三里外隔日交替施行隔姜灸。足三里可行艾灸盒温灸。

注意：以灸至皮肤潮红为度，施灸过程中注意不要烫伤患者，对未施灸的皮肤暴露部分要用干净的毛巾进行围护；灸后1小时内避风寒，禁食生冷，可饮少许温水。

【穴位贴敷】

阳虚质者可在三伏天行穴位敷贴，将白芥子、细辛、甘遂、延胡索按照4：4：1：1的比例共研细末备用，生姜去皮绞汁，用过滤网将姜汁挤出，按照10克药末用10

毫升姜汁的比例调成药泥，制作 1 厘米 ×1 厘米大小的药饼，将药饼置于无菌敷贴上，然后贴于穴位。夏季初、中、末伏各贴 1 次，每次贴药 2 小时。

建议患者朋友去正规医院的中医科或针灸科进行三伏天穴位敷贴，不建议自行调配三伏贴药饼。

【推拿】

选穴：气海、足三里、涌泉。

方法：拇指或中指按揉上穴，每次按压 15 分钟，频率为 15 次 / 分，每日按压 3 次。

另外，可用"三捏一提"法提捏督脉，即自下而上从腰阳关提捏至大椎穴 3 ～ 5 遍。

【饮食起居】

当归生姜羊肉汤：当归 20 克，生姜切片 30 克，羊肉（除去筋膜）500 克，放入开水去膻去血水后切片。将以上三种原料放入砂锅中，加适量清水、食盐、料酒，大火煮沸后去浮沫，换小火将羊肉煮烂即可。

菟丝薏仁粥：用菟丝子 30 克，薏苡仁 20 克，粳米 100 克煮粥，可放入适量冰糖，夏天食用，除湿补阳。

另外，可多吃甘温益气的食物，如大葱、姜、蒜、花椒、韭菜、辣椒、胡椒等。少吃生冷寒凉食物如西瓜、黄瓜、莲藕、梨等。夏季禁食冷饮，流汗后禁风扇、空调直吹，冬季晨起可用冷水洗脸，正午多晒太阳。

重视脚部的保暖，平素可用 40～50℃水泡脚，或加桂枝、白酒等温阳的药物，并配合脚部按摩。

【运动】

阳虚质者宜选春夏季暖和的上午进行适量户外运动，可选择太极拳、八段锦等传统功法，或短距离跑步、跳绳等，运动量不宜过大，不可大量出汗。

（四）阴虚质

【中成药】

经常干咳没有痰或是痰少而黏者，宜服用百合固金汤；易失眠多梦，记忆力差，健忘，心慌或心烦者，可服天王补心丹；平素腰膝酸软疼痛，易失眠多梦，伴潮热盗汗，适当服用六味地黄丸；平时头晕眼花，双目干涩，视物模糊，可适量服用一贯煎。

【推拿】

选穴：太溪、三阴交、照海。

方法：拇指或中指按揉上穴，每次按压 15 分钟，频率为 15 次 / 分，每日按压 3 次。

另外可用两手掌搓热后放至腰部两侧，上下按摩腰部，早晚各一次，每次约 100 次。或两手握拳，以掌指关节背侧突出部分，适度用力由外向内环形按摩腰眼，早晚各一次，每次约 100 次。

【饮食起居】

北杏炖雪梨：北杏去核 100 克，雪梨 1 个，勿去皮核，洗净切块，白砂糖适量，以上材料放入瓷锅，加适量水，文火煮 1 小时，饮汤食梨。

七味鸭：老鸭 1 只，去毛洗净，将川贝 10 克，茯神、生地、熟地、白术、当归各 30 克及地骨皮 50 克，用适量酱油、甜酒拌匀后，装入鸭肚，将鸭子放入蒸屉内，蒸至烂熟后吃鸭肉。

阴虚质者应多食桑葚、苹果、梨、荸荠、甘蔗、葡萄等水果，多吃黑豆、芝麻等杂粮，多食木耳、百合、燕窝、银耳、番茄等，适量实用兔肉、鸭肉、乌骨鸡、干贝、甲鱼、乌贼鱼等肉类。尽量少食韭菜、羊肉、虾、狗肉、丁香、茴香、瓜子等，少吃煎烤烹炸、麻辣鱼香之物。

秋冬季节早睡晚起，保证充足的睡眠，减少熬夜，夏天多穿丝绸或棉质的服装，保证透气凉爽，禁蒸桑拿，禁三伏天烈日下运动。

【运动】

避免剧烈运动，锻炼时要控制出汗量，及时补充水分，可选择八段锦、太极拳、气功等动静结合的传统健身项目，另外游泳也非常适合阴虚质患者。

（五）痰湿质

【中成药】

平素身体沉重，食欲差，不思饮水，乏力，倦怠懒言，予四君子汤，若在上症基础上，腹部胀满，可用四君子汤加陈皮；感觉嗓子痰液多，恶心呕吐，胸脘痞闷，舌苔厚，大便黏，宜服六君子汤或香砂六君子汤。

【艾灸】

选穴：丰隆、脾俞、足三里、中脘、阴陵泉。

方法：可在以上穴位上行艾灸盒温灸。

【推拿】

选穴：丰隆、中脘、足三里、阴陵泉。

方法：拇指或中指按揉上穴，每次按压15分钟，频率为15次/分，每日按压3次。

双手拇指与四指相对，置于带脉穴处，随呼吸相对用力，揉按带脉穴，吸气时松开，17次/分，持续10分钟，每日按压 3 次。

【饮食起居】

赤豆鲤鱼汤：活鲤鱼常规处理后，洗净，以 30 克赤小豆，15 克陈皮，10 克辣椒，10 克草果填入鱼腹，放盘内置于蒸屉内，加适量葱、姜、胡椒、料酒等作料，少许食盐，蒸熟即可食用。

山药冬瓜汤：山药 100 克，冬瓜 100 克，加入适量水，于锅中文火煮 30 分钟，适量食盐调味后饮用。

代茶饮：山楂 300 克，薏苡仁 50 克，荷叶 100 克，甘草 30 克，上药共同研末后，用无纺布密封为 10 包，每日沸水冲泡。

平时可以多吃薏苡仁、扁豆、冬瓜、萝卜、山药、白果、海蜇、海带、海藻、紫菜、竹笋等食物；少吃甲鱼、海参、李子、柿子、大枣、枇杷等，减少甜、腻、黏质的食物。

长夏季节应规律生活，劳逸结合，避免熬夜。阴雨潮湿的环境或梅雨季节应将空调设为除湿模式，使室内相对湿度降至 60%，减少户外活动，待天气晴朗时多进行户外活动。穿衣尽量选用棉、麻、丝等天然纤维。

【运动】

痰湿质者应多进行有氧运动，如划船、蹬自行车、爬山、慢跑等，女性可练习各种舞蹈，运动量要循序渐进，每次锻炼时间不少于 60 分钟；另外可选择站桩、保健功等传统气功。无论选择何种运动方式，最重要的是坚持不懈，保持良好的运动习惯。尽量避免在潮湿、寒冷的环境中运动。

（六）湿热质

【中成药】

头痛恶寒，身重疼痛，肢体倦怠，面色淡黄，胸闷，午后身热，苔白，口干不渴，脉弦细而濡，宜选用三仁汤；身热，倦怠乏力，胸闷腹胀，肢体酸痛，咽痛，口渴，身黄目黄，小便短赤甚至尿浊涩痛，泄泻，舌苔白厚腻或干黄，宜甘露消毒丹；若易口舌生疮，可选清胃散；若夏日感受暑热者，可选六一散加西瓜翠衣。

【推拿】

选穴：肺俞、八髎、中脘、足三里、阴陵泉。

方法：拇指或中指按揉上穴，每次按压 15 分钟，频率为 15 次 / 分，每日按压 3 次。在按摩完肺俞穴后，两拇指可自肺俞穴沿肩胛骨后缘向下分推 30 ～ 50 次。

【饮食起居】

凉菜马齿苋：采摘新鲜马齿苋 150 克，清水洗净切好，佐以适量的麻油、酱油拌匀后食用。

泥鳅炖豆腐：500 克泥鳅常规处理后洗净，250 克豆腐切块，先将泥鳅入锅煮半熟后，加豆腐，适量食盐调味，再炖至泥鳅熟烂后食用。

玉米赤豆粥：100 克玉米粒及 50 克赤豆淘净备用，50 克金橘饼（用金橘制成的小饼状蜜饯）切碎。将赤豆、玉米粒倒入锅中，加清水，大火煮沸后换小火，熬至赤豆、玉米粒呈开花状，加入金橘饼、适量冰糖，熬成粥即可食用。

代茶饮：湿热质者可用茵陈 30 克，生大黄 6 克，绿茶 10 克，开水泡服为代茶饮，此茶对胆囊炎患者最为适用。

多吃薏苡仁、莲子、茯苓、赤小豆、绿豆、空心菜、丝瓜、冬瓜、西葫芦、卷心菜、苋菜、莲藕、芹菜、黄瓜等食物。少食鹅肉、羊肉、狗肉、鳝鱼、胡椒、花椒、辣椒等辛温助热的食物，少食火锅、烧烤、烹炸之物。

湿热质者于长夏季节应晚睡早起，中午注意小憩一会儿。适宜于干燥、通风之处居住，避免居住于潮湿环境中。

减少户外活动，可每日晨起活动至出汗，更换衣物，不可立即用冷水洗澡。尽量穿着棉质、丝质等透气轻薄面料，不要穿紧身衣服，注重私处卫生，培养兴趣爱好，缓解急躁情绪，禁烟酒。

【运动】

湿热质者适合大运动量、高强度的锻炼，如登山，打篮球、足球、排球，练武术、中长跑等，运动时应避开夏季暑热环境。

（七）血瘀质

【中成药】

胸痛如针刺而有定处，胸中憋闷或呃逆日久，干呕，或心悸怔忡，失眠多梦，急躁易怒，唇暗或两目暗黑，舌质暗红，或舌有瘀斑、瘀点，宜选用血府逐瘀汤；伴头痛，日久不愈，痛如针刺，桃红四物汤重加川芎；妇女宿有癥块，或血瘀经闭，经行腹痛，或产后恶露不尽者，可用桂枝茯苓丸。

【推拿】

选穴：神阙、膈俞、肝俞、太冲、三阴交、委中、曲池。

方法：拇指或中指按揉上穴，每次按压 15 分钟，频率为 15 次 / 分，每日按压 3 次。

【饮食起居】

山楂桃仁膏：鲜山楂 1000 克，桃仁 100 克，蜂蜜 250 克。将山楂洗净后去核，切成小丁状，与桃仁一起倒入砂锅中，加水适量，用中火煮沸后，转用小火慢熬，至浓汁一大碗时，滤出头汁，再加冷水，如上法煎二汁，后弃渣。将头汁、二汁，一起倒入瓷盆中加入蜂蜜，覆盖上保鲜膜，放置于蒸屉上蒸一小时后，冷却装瓶，密封三日，取出，饭后开水冲服。

黑豆川芎粥：川芎 10 克，黑豆 25 克，粳米 50 克。川芎洗净后，用纱布包好封紧，与黑豆、粳米一同入锅，加水适量，大火煮沸后，换小火熬至米烂豆熟，加少许红糖，即可食用。

当归田七炖鸡：乌骨鸡 120 克，田七 6 克，当归 15 克。将当归、田七洗净，用纱布包好封紧，乌骨鸡去毛刮净，剁成小块，用滚水煮 5 分钟，取出过冷水，把当归、田七、乌骨鸡放砂锅中，加沸水，慢火炖 2 至 3 个小时，放盐调味即可食用。

玫瑰花汤：玫瑰花、全当归各 10 克，红花 5 克。加水煎汤，加少量黄酒兑服，可缓解瘀血痛经。

代茶饮：取玫瑰花，沸水泡开，代茶饮，可根据个人口味加入冰糖或蜂蜜。

平素可多吃黑豆、黄豆等五谷，香菇、茄子、胡萝卜、海藻、海带、油菜等蔬菜，金橘、山楂、桃子、李子、柚子等水果，多吃羊血，多饮用玫瑰花茶、红糖水，适量饮用葡萄酒、白酒、黄酒，多食醋。少吃肥猪肉。

重视"春捂"，春季不要过早脱下棉衣，根据气温回升一件一件减，注重调节情绪，禁暴怒。冬季早睡晚起，穿着应重视头部、背部、脚部保暖，注意避风寒。

【运动】

血瘀质应坚持锻炼，选择疏通经络、通调气血的传统功法，如易筋经、五禽戏、导引等，另外各种舞蹈、步行也可。注意运动强度要小、幅度柔缓，多次数运动，禁高强度、大负荷运动。

（八）气郁质

【中成药】

两胁作痛，头痛目眩，口燥咽干，神疲食少，或月经不调，乳房胀痛，宜选逍遥散；胁肋疼痛，胸闷善太息，情志抑郁易怒，或嗳气，脘腹胀满，宜选柴胡疏肝散；胸膈痞闷，腹部胀痛，嗳腐吞酸，恶心呕吐，饮食不消，舌苔腻，选越鞠丸。

【拔罐】

选穴：肝俞、期门。

方法：可于肝俞、期门穴行拔罐疗法，用止血钳夹95% 酒精棉球，一手握罐体，罐口朝下，将棉球点燃后立即伸入罐内晃数圈，随即退出，迅速扣于穴位上。每穴闪罐 5 次后，留罐 5 分钟。

注意：操作时，酒精棉球不要烧到罐口，避免烫伤皮肤。期门穴留罐时负压不可过大，以免起疱损伤皮肤。

【推拿】

选穴：膻中、中脘、神阙、气海、内关、间使、曲泉、期门、日月、阴陵泉、肺俞、肝俞。

方法：拇指或中指按揉上穴，每次按压 15 分钟，频率为 15 次 / 分，每日按压 3 次。

【饮食起居】

橘皮粥：橘皮 50 克，粳米 100 克，先将粳米淘洗干净，放入锅中，加清水，煮至粥将成时，加入橘皮，再煮10 分钟，即可食用。

菊花鸡肝汤：银耳15克，菊花10克，茉莉花6克，鸡肝100克，将银耳撕成小片，用清水泡发，将鸡肝洗净切片。将水烧开，放入银耳、鸡肝，待煮沸后，加入适量料酒、姜汁、食盐调味，煮至鸡肝熟后，再入菊花、茉莉花，煮沸即可食用。

柠檬茶：将柠檬洗净切片，放入密封容器内，加糖拌匀，密封后于冰箱冷藏一晚。取两片柠檬冲入热水，待冷却至常温后，加入蜂蜜拌匀后，即可饮用。

平素可多食高粱、小麦等粮食，黄花菜、莴苣、薤白、海带、海藻、苦瓜、洋葱、萝卜等蔬菜，金橘、山楂、橙子等水果。忌食辛辣、浓茶、咖啡等刺激品，少吃肥甘厚腻的食物。

秋冬季节，多晒太阳，保证充足的光照。另外，平素需要保证充足的睡眠，早睡早起，吃营养丰富的早餐，不宜整日工作，注重劳逸结合，饭后可以散步或逛街。扩大生活圈子，广泛交友，培养兴趣爱好，充实生活。多听一些舒缓的轻音乐，缓解情绪，保持乐观，经常参加户外活动。

【运动】气郁质者适合大强度、大负荷的运动方式，如跑步、登山、游泳、打球、武术等，可以很好地发泄情绪。

瑜伽、打坐等柔缓的运动可理顺气机。另外气功中的强壮功、五禽戏中的熊戏皆可驱散体内郁积之气。

（九）特禀质

【中成药】

阵发性喷嚏、清水样鼻涕、鼻塞和鼻痒，诊断为过敏性鼻炎者，可将 100 克鹅不食草装入玻璃瓶中，用 75% 的医用酒精浸泡 10 天。平素用滴管将药液滴入鼻孔，每次 5 滴，每天 3 次。另外玉屏风散亦可治疗过敏性鼻炎。

接触过敏原后，出现打喷嚏、流涕、咳嗽、胸闷等症状，若不及时处理可能出现呼吸急促、困难，甚者被迫采取坐位或呈端坐呼吸，诊断为过敏性哮喘者，可每次服用藿香正气水 10 毫升，每日 3 次。另外可将 3 ～ 5 个金橘与晒干的雪花梨煮水喝，亦可缓解哮喘症状。

皮肤瘙痒，随即出现风团，呈鲜红色或苍白色、皮肤色，少数患者有水肿性红斑。风团的大小和形态不一，发作时间不定，诊断为荨麻疹的患者，可用 200 克新鲜的马齿苋洗净，晒干后搓揉涂擦患处，每次擦 2 ～ 3 遍，每次间隔 5 分钟，每日擦 3 次，可缓解荨麻疹症状。

【艾灸贴敷】

选穴：肾俞、脾俞、合谷、曲池。

方法：以上穴位可行穴位敷贴、艾灸盒温灸治疗。

【推拿】

过敏性鼻炎者选穴：迎香、鼻通、印堂。

方法：以拇指或中指按揉上穴，每次按压15分钟，频率为15次/分，每日按压3次。

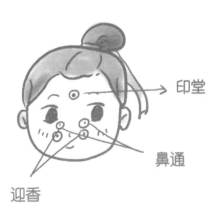

小儿荨麻疹者选穴：百虫窝、足三里、膈俞。

方法：拇指或食指对称按揉两侧百虫窝穴，左右各5次；以拇指或中指按揉足三里、膈俞50次左右。

【饮食起居】

固表粥：将黄芪20克，乌梅15克，当归12克，防风10克，冬瓜皮30克，洗净后放入砂锅中，加入适量水，大火煮沸后，转用小火煮至浓汁 1 碗左右，取出药汁后继续加水取浓汁，最后用药汁煮 100 克粳米成粥，加适量冰糖即可食用。

小麦山药汤：将浮小麦 30 克与山药 30 克同煎取药汁服用。

灵芝瘦肉羹：将黄芪 60 克，灵芝 15 克洗净，将猪肉 100 克剁成小块，共同放入砂锅内，加适量水，放入洗干净的完整生姜 1 块，适量食盐调味，大火煮沸后倒入瓷盆，置蒸屉中蒸 3 个小时，即可食用。

平素可多食燕麦、红枣、糯米、燕窝、胡萝卜、泥鳅等食物，少吃荞麦（含致敏物质荞麦荧光素）、蚕豆、牛肉、虾、蟹等食物，禁食辛辣、浓咖啡、浓茶等刺激之品及腥膻发物。

春季应防寒保暖，不可过早脱去冬装，晚睡早起，保持情志畅达，过敏者外出时应做好防护措施，眼、鼻、手、足等尽量不要暴露，可于温暖避风的环境中进行户外活动，出汗后不可脱衣，减小运动强度后稍事休息，待汗散去后于温暖环境中更换衣物。秋季尽量减少户外活动，尽量少去花草繁茂的地方。

【运动】

特禀质者适合有氧运动，如慢跑、游泳等，需要注意的是运动前做好热身，可原地快跑 60 秒钟，或做几组拉伸动作，运动完 10 分钟内要做好整理动作。春季或季节交替时避免户外运动。

第四章

养护关节，预防疾病

随着社会生活节奏的加快，人们工作、学习方式越来越趋向于"办公室化"，脊柱和关节的亚健康状态在普通人群中的发生率愈来愈高。如不能引起足够重视，长此以往，常可导致甚至加快退变性脊柱病、关节病的发生。注重脊柱和关节的养护，防止出现脊柱、关节亚健康状态，是治未病"未病先防"的重要内容之一。

一、脊柱的养护

脊柱位于后背正中，为人体的支柱，由 26 块脊椎骨组成，包括 7 块颈椎、12 块胸椎、5 块腰椎、1 块骶骨、1 块尾骨，各脊椎骨由椎体和椎间盘组成，并由韧带、肌肉紧密地联系在一起。正常脊柱各段均有一定弧度，从侧面看，共有 4 个生理弯曲，颈段及腰段向前弯曲，胸段及骶尾段向后方弯曲，这些正常的生理弧度有利于维持椎间关节的强度及稳定性，同时增加了脊柱的适应性及吸收冲击的能力。与头部、肩部、髋部的骨骼构成稳定的力学三角形，有利于人体直立行走。其主要功能为连接身体，负荷重力，减缓震力，保护脏器，容纳及保护脊髓和神经根。

随着社会生活节奏的加快，脊柱相关疾病的发生率也越来越高，脊柱健康问题日益严峻，脊柱相关损伤已经不仅仅局限于颈肩腰背痛等运动系统相关疾病，还可引起视力模糊、嗅觉异常、味觉异常、耳鸣耳聋、心律失常、血压异常、头晕头痛、胃腹胀痛、男子性功能衰退、女性月经紊乱等，涉及循环、呼吸、消化、神经、内分泌、免疫系统等多种疾病。这些病症统称为脊柱相关疾病。

（一）脊柱相关疾病

颈椎相关疾病常见颈、肩、背痛和上肢疼痛、麻木；耳鸣耳聋、听力减退；视力模糊、眼干涩；头晕、头痛、恶心、呕吐、食欲下降；咽部异物感、吞咽困难；血压波动（偏高或偏低）；胸闷、心悸；焦虑、抑郁等。

胸椎相关疾病常见胸背

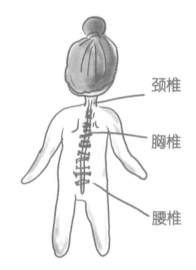

颈椎

胸椎

腰椎

痛、肌肉紧张、痉挛、萎缩及自主神经功能紊乱；胸闷、心慌；胃腹胀痛等。

腰骶尾相关疾病常见腰腿痛；腰部肌肉紧张，腿麻或双下肢肌肉不平衡；尿频、排尿不畅、下腹疼痛、男子性功能衰退、女性月经紊乱、痛经等。

（二）颈椎的养护

1. 颈椎病常见诱因

（1）外邪侵袭：外感风、寒、湿，气血筋脉阻滞，使颈椎骨、关节、椎间盘、韧带、周围肌肉内在平衡失调；也可在慢性劳损基础上感受外邪致病。与季节、地理环境有很大关系。

（2）慢性劳损：长期以不良姿势进行工作、学习、运动，使颈椎长期处于一种应力状态，颈椎相关组织超越了其疲劳强度，就会产生颈椎损伤。如低头看书，使用电子产品等。

（3）外力损伤：如运动、车祸时，外力直接作用于颈椎，引起颈椎骨、关节、椎间盘、韧带、周围肌肉的损伤。

（4）颈椎退行性变：随着年龄的增长，椎间盘内髓核水分减少，失去弹性与韧性，使颈椎体不够稳定，从而产生异常活动。

2.颈椎日常养护

（1）注意防寒保暖。颈椎病常与寒冷、潮湿等季节与环境变化相关，因此应避免在夜晚、凌晨洗澡时受风寒侵袭，夏天要避免空调温度过低或直吹颈椎，冬天要穿高领毛衣、戴围巾，防止颈部受风、受寒。

（2）纠正不良姿势。避免做长时间颈部过伸过屈活动，长时间低头工作、学习、使用电子产品后，要及时休息，可抬头望远，缓解颈部疲劳；坐姿端正，臀部与背部充分接触椅背，双肩后展；选择合适的桌椅高度，使目光平视电脑前方，双肩放松。

（3）选择适合自己的枕头。要选择高度适中，符合颈段生理曲度的枕头。一个舒适的枕头不仅可以维持颈椎的生理曲度，更可以缓解日常工作、学习、生活对颈椎的损伤，做到休息、治疗两不误。枕头应透气性好、软硬适中；高度不超过两肩距离的1/3；枕芯多选择荞麦、绿豆壳、决明子等流动性好、有一定可塑形的材质，睡眠时，将枕头塑形，呈下高上低状，高起的部位置于颈后，使颈椎呈后仰位，以符合颈段前倾生理弧度。

（4）避免外部损伤。如避免颈椎剧烈活动，如猛抬重物、紧急刹车等。

（5）适当进行体育锻炼，长期伏案工作者推荐羽毛球、放风筝以预防颈椎疾患。

（6）颈部保健操

预备动作：立正站立或取端坐位，头颈部伸直，下颌内收。沉肩引颈向上。（说明：每节动作采用四八呼数，心里默数，不发出声音。）

第一节：屈伸运动

动作：前屈→中立→后仰→中立，循环，做四个八拍。运动幅度要大，速度要慢。

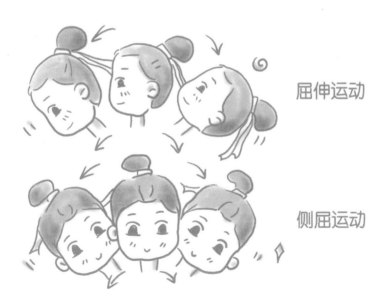

屈伸运动

侧屈运动

第二节：侧屈运动

动作：左侧屈→中立→右侧屈→中立，循环，做四个八拍。

第三节：旋转运动

动作：左侧转→中立→右侧转→中立，循环，做四个八拍。

第四节：环转运动

动作：颈部放松，以上位胸椎为固定轴心，使头颈部呈挥鞭样环转。动作要缓慢，运动幅度及速度以能耐受为限。运动时不要呼数，不要提气，先由中立位开始，顺时针→逆时针环转两周。然后再前屈、后伸、侧屈，各个位置上按顺逆两个方向环转。次数以不引起眩晕为限。

第五节：整理运动

动作：双手十指平伸，掌心对颜面做干洗脸动作 3～5 次。两食指揉按太阳穴半分钟。双手十指微屈，自前发际顺头皮向后枕部梳头，3～5 次。揉搓耳郭半分钟。双手拇指揉按后发际风池穴半分钟。提捏颈背部两侧肌肉，自上而下一分钟。

（7）按摩保健

按揉颈项肌群：用双手拇指或中指指面由上到下按揉

颈部肌肉 3 遍，以微微有热感为宜。

擦颈项：将双手搓热，沿脑后颈椎两侧向肩部和锁骨窝处分别擦动约 5 遍，微热为宜。

按肩井穴：双手中指按压肩井 1 分钟。

与项争力：操作时头先侧屈，然后双手食、中、无名指及小指指腹适力按压在颈后部，缓慢但用力收缩颈后部肌肉，使头抬起并后仰，坚持一会儿后缓慢放松。按压颈部的手指自上而下，始于枕后高骨处，止于低头时颈部最高处（大椎穴），反复 5 ～ 7 遍。游泳和望天空等动作也是很好的颈椎锻炼方法。

引颈后伸：一手放于头顶，手心向上；另一手置于腰际，手心向后；双手交替放置，头颈同时尽力后仰并坚持片刻，反复 5 次。

提肩后旋：先将肩部缓慢尽量提起，再尽量用力后旋，双侧交替进行，反复 5 次。

（8）穴位保健

取穴：风池（双侧）、天柱（双侧）、肩井（双侧）、大椎、局部不适处。

操作：可取上述穴位轻柔点按 3 分钟左右。也可进行颈椎局部热敷或对相关穴位进行艾灸，以局部皮肤潮红或

自觉有温热感为度，要防灼伤皮肤。（注：老年人、糖尿病等感觉减退人群注意控制温度）

（三）胸椎的养护

1. 胸椎相关疾病常见诱因

（1）外邪侵袭：感受风寒，使背部气血凝滞，经脉痹阻，以致僵硬疼痛，使相关组织内在平衡失调，压迫脊髓与神经根产生相应症状。

（2）慢性劳损：胸椎不易发生急性损伤和错位，以慢性损伤居多，坐姿不正、跷二郎腿、走路时弯腰驼背等时间过长都有可能引起胸椎旁软组织劳损，致使其牵拉脊椎，椎体失衡产生相应症状。

（3）胸椎退行性变：随着年龄增长，脊椎随之老化，脊柱失衡，压迫脊髓与脊神经产生相应症状。

2. 胸椎日常养护

（1）注意避风寒。洗澡后避免冷风直吹背部；夏季运动汗出后，不要马上进入空调房；冬季注意背部保暖，穿着贴身保暖舒适的衣物。

（2）纠正不良姿势，劳逸结合。伏案工作为主者，应注意保持胸椎处于自然正直位，尽可能避免侧歪、扭转姿势，如一侧肩高一侧肩低；走路时挺胸抬头；少用单肩包；拒绝二郎腿；同时要注意劳逸结合，避免伏案工作过久，一般工作 1 小时就应休息 5 分钟。

（3）主动参加体育锻炼。推荐跳绳、羽毛球等运动。

胸背部保健操：以放松的姿态坐或站。①吸气时，挺胸、双肩微外展，两侧肩胛骨向脊柱微微内收，感觉脊柱两侧肌肉收紧的酸胀感，到吸气末，微屏气数秒。然后，缓慢呼气，感觉脊柱两侧肌肉逐渐放松，肩胛骨微微向两侧撑开，胸部微内含，到呼气末，微屏住气数秒。②加强动作，如果在家中或合适的场地，可以放开动作，吸气时双臂尽量向后平伸，或腰部交叉，头部后仰，尽量使鼻子向天花板方向伸。呼气时，双手抱肩，尽量用鼻子向胸部贴近。做几次后便会觉得脊背舒展、呼吸顺畅、心胸开阔、头脑轻松。③站立位，紧靠门框，使脊柱一侧的华佗夹脊穴小幅度撞击门框边的棱，一次 2～3 分钟，同样方法更换另一侧，注意不可撞击脊柱。

跳绳：跳绳时双脚同时跳或双脚交替跳都可，注意以脚尖着地，最好是前摇跳与后摇跳结合，以免损伤膝盖，个数与时间据自身情况来定，可逐渐增加，注意应尽量将双上肢伸展开，以上臂带动前臂运动。

走路：应甩开手，大步走。尽量甩开双臂至平肩，迈开步伐，以放松胸背部肌肉。

（4）按摩保健

法一：俯卧位，家人可用掌根部自上而下轻揉督脉及脊柱两侧膀胱经，或用小鱼际自上而下轻推两侧背俞穴，5～10次，以自觉局部舒适、背部肌肉放松为度。

法二：俯卧位，家人可以用拇指与屈曲成弓状的食指中节桡侧面着力或用拇指、食指、中指指面着力将脊柱两侧皮肤夹持，提起，并自下而上向前捻搓5～10遍。注意指面着力，避免用指甲用力抠掐；力量适中，每次夹持肌肉要均匀，动作柔和。

法三：坐位或卧位，可用按摩棒或拳头轻击脊柱两侧膀胱经处，力度适中，以渗透到局部疼痛处、自觉舒适为度，敲打3～5分钟为宜。

（四）腰骶椎的养护

1. 腰骶椎相关疾病常见诱因

（1）外邪侵袭：风寒湿邪侵袭，导致腰骶部局部经络气血痹阻不通，引起疼痛不适。

（2）慢性劳损：如坐姿不正，桌椅高度不协调；半躺在床上看书、看电视等，长此以往形成习惯，会引起腰骶椎两侧肌肉的不平衡或腰椎生理曲度改变，从而导致脊椎不稳产生疾病。

（3）外力损伤：弯腰时猛抬重物，或抬重物时姿势不正确，造成腰部损伤。

（4）腰骶椎退行性变：随着年龄增长，椎间盘各部分有不同程度的退行性变，脊椎失衡压迫周围组织产生相应症状。

2. 腰骶椎日常养护

（1）注意防寒保暖，避免风寒湿邪侵袭。冬天注意腰骶部保暖，不要穿着过于短的上衣；春季不要过早减少衣物，夏季避免空调直吹腰骶部。居住环境要适宜，不能过于潮湿。

（2）改变不良用腰姿势。坐位时挺直腰背，避免半躺在床上看书、使用电子产品，在抬重物时，要将腰背挺直，屈髋屈膝，半蹲位，下身用力，使物体尽可能地贴近身体。

（3）劳逸结合。避免久坐、久站。伏案工作过久要适当起身活动。

（4）减少腰椎负重。日常生活中要避免搬重物，控制体重，以免使腰椎长期处于一种超负荷状态造成腰椎损伤。

（5）选择舒适的床。床垫的软硬度要使脊椎保持自然的生理曲度，与肩、腰、臀完全贴合，不留空隙。床垫不能硬到不变形，也不能软到变形太过，软硬适中才能保证脊椎的正常生理曲度。

（6）腰骶部保健操

腰肌锻炼法：患者俯卧，伸直双腿，将双臂伸直，自然放在身体两侧，腹部紧贴床面，抬起双臂并向后伸，同时抬起上半身和双腿，离开床面，头部自然向前平抬，注意不要过度抬起或垂下，维持 3 ～ 10 秒后慢慢放下，重复 3 ～ 10 次。

五点支撑法：患者仰卧，伸直双腿，将双臂自然地放于身体两侧，使两膝关节屈曲，用双脚、双肘和头部来支撑床面，这五点共同用力，尽量将臀部和腰背部抬起，使其离开床面，维持 3 ～ 10 分钟后慢慢放下，重复 5 ～ 10 次，每天 1 ～ 2 次。

（7）按摩保健

①按摩：可让家人用手掌掌根或按摩仪在腰骶部脊柱两侧处自上而下进行局部按揉，力度适中，反复操作 10 分钟左右。

②艾灸：取肾俞（双侧）、大肠俞（双侧）、委中（双

侧）、承山（双侧）、局部不适处。用艾条对上述穴位进行温和灸，距离皮肤 2 ～ 3 厘米，每穴灸 10 ～ 15 分钟，以自觉局部有温热感而无灼痛为度。

二、肩关节的养护

肩关节由六个关节组成，包括肩肱关节、盂肱关节、肩锁关节、胸锁关节、喙锁关节、肩胸关节，是一个复杂的关节系统。肱骨头关节面呈球形，头大盂小，肩关节仅包绕肱骨头的 1/3，关节囊薄而松弛，这种结构使得肩关节成为人体运动范围最大且最灵活的关节，具有前屈、外展、

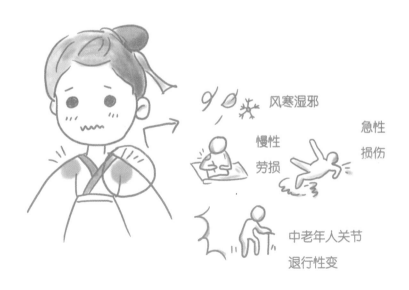

风寒湿邪

急性
损伤

慢性
劳损

中老年人关节
退行性变

后伸、内收、内旋、外旋及环转等运动。由于肩关节的活动范围较大，因此也最容易受到损伤。

肩关节最常见的疾病为肩周炎，起病缓慢，缠绵不愈，严重影响了人们的生活质量，因此肩关节的日常保健显得尤为重要，正确认识肩关节疾病的产生及转化过程，预防肩关节疾患，远离肩关节疾患。

1. 肩关节疾患的主要诱因

（1）外邪侵袭：风寒湿邪入侵肩关节，导致局部气血阻滞不通，"不通则痛"。加之中老年人气血不足，极易受邪，导致局部筋脉、关节屈伸不利，活动受限。

（2）慢性劳损：肩部活动过少或上肢长期保持固定姿势。如长期伏案工作者、修车人员、高尔夫球等。

（3）急性损伤：肩关节由于急性牵拉、摔跤、撞击等造成损伤，如肩部挫伤、肩关节脱位等。

（4）关节退行性变：多见于 50 岁左右的中老年人，随着年龄增长，肩关节周围肌肉与韧带等组织发生退行性变，对外力的各种承受能力减弱。

2. 肩关节的日常养护

（1）防寒保暖，避免汗出当风。秋冬季防寒，穿着贴身保暖衣物，防止肩关节外露；夏季避免凉水洗澡，出汗后避免吹风或使用空调过久。

（2）积极主动参加体育锻炼，如各种保健操、扩胸运动、肩关节有关功能活动等，预防肩关节的退行性变。

（3）养成良好的肩关节使用习惯，避免过度运动，避免长期保持固定姿势，防止积劳成疾。

（4）日常生活中，注意保护肩关节，避免外伤，如有受伤或疼痛不适感应立即就医，对症治疗。

（5）老年人应加强营养，增强抵抗力，提早预防肩关节疾患的发生发展。

（6）肩部保健操

揉肩：直立，全身放松，以右手置于左肩部，轻揉20～30次。然后将左手置于右肩，轻揉20～30次。揉肩可以使肩部气血疏通，起到行气血、通经络的作用。如按揉后，肩部感觉微微发热，则效果更好。

画圈：两肩放松，屈肘，两手分别置于同侧肩上，两臂以肩为轴心画圈。先画小圈，再逐渐增大，每次做20个，顺时针方向做10次，逆时针方向做10次。每日可做1～2遍。

前后摆臂：正立，双臂自然下垂，调匀呼吸。吸气时，两臂逐渐向前平伸、上举，手要尽量举高，达到可能达到的最高处；接着呼气，两臂放下，并向身后摆动，后摆时，手臂尽量后伸，连续摆动 10～15 次，然后恢复原来的姿势，稍停片刻再继续，可做 1～3 遍。

定步转手：两脚开立，与肩同宽，两臂下垂，调匀呼吸。先两腿屈膝，左手自左股部经小腹、胸前、向上向左画圈，腰也随之左转，身体重心渐渐移至左脚。然后右手自右股部经小腹、胸前、向上向右画圈，腰也随之右转，身体重心渐渐移至右脚。如此反复做 20～30 次。注意双手画圈时，动作尽量大一些，以腰为轴，左右转动。

手指爬墙：面墙而立，两脚开立与肩同宽，用手指爬墙，自下而上，直至手指能达到的最高处为止。如此反复 5～10 次。有肩周炎疾病的人，往往爬到高处时，肩部疼痛，但只要还能向上爬，就应该尽量向上，这样才能逐渐收到效果。

（7）穴位保健

取穴：肩髃、肩髎、肩贞、肩前、天宗、阳陵泉、阿是穴。

操作：用拇指进行点揉按压，或用按摩棒敲打，每穴约半分钟。可用艾条对上述穴位进行温和灸，距离皮肤 2～3 厘米，每穴灸 10～15 分钟，以自觉局部有温热感而无灼痛为度。

三、肘关节的养护

肘关节由尺骨、桡骨、肱骨下端构成，包括肱尺关节、肱桡关节、近端尺桡关节，它们同处于一个关节囊内。

肘关节常见疾病有肱骨外上髁炎、肱骨外科颈骨折。

1. 肘关节疾病的主要诱因

（1）外邪侵袭：风寒湿邪入侵筋脉，局部气血运行不畅，阻滞不通，"不通则痛"，或气血不足，血不荣筋，风寒湿邪乘虚而入，痹阻肌肉关节而致。

（2）慢性劳损：多见于长期从事屈腕、旋腕、伸腕等活动的特殊工作人员，单一姿势使肌肉、肌腱长期处于紧张状态。如家庭主妇、网球或羽毛球运动员等。

（3）急性损伤：肘关节急性过度牵拉、闪挫、撞击等造成的急性损伤，如肱骨外科颈骨折。

2. 肘关节日常养护

（1）注意防寒保暖。夏季避免肘关节长期暴露于温度过低的环境，冬季注意保暖，避免长时间接触凉水。

（2）劳逸结合。要避免长时间将肘关节置于超负荷状态，打球运动之前，做好手肘、手腕的热身操，并且在练习后积极放松肘部肌肉以使其恢复柔韧性。

（3）加强锻炼，使用正确姿势。平时应加强肘部肌肉群的力量及柔韧性练习。

（4）按摩保健。当肘部过度疲劳或出现疼痛时可进行自我按摩与保健。

方法一：按照先内侧后外侧的顺序进行，按摩者一手支撑前臂，一手按摩肘部关节，首先从前臂内侧开始按摩至肘部内侧，之后换另一只手，从前臂外侧轻按至肘部外侧。按摩肘部外侧肌腱和关节，轻轻弯曲肘部，按摩肘部外侧肌腱及其周围。手臂外侧肌肉（上臂三头肌）连接着肘部关节，要稍加大按摩力度。

注：按压关节缝隙时，有时会有震动，感觉像是触电，这是尺骨神经造成的，其连通着皮肤外侧容易触碰到，要留心避免接触。

方法二：患者坐好，肘关节自然屈曲，用拇指点按、揉捏疼痛部位。点按患者手三里，然后在局部轻揉。用揉捏法在患处从腕部到肘部做揉捏 5 ～ 10 遍，用推法在前臂从腕部推到肘部，反复按摩 10 次。患处肘关节握拳内旋，从腕部到肘部做揉捏动作 5 ～ 10 次，按压结束后轻轻揉搓。在肘关节外侧的痛点做捏、点压法 5 次。

（5）穴位保健

取穴：曲池、手三里、尺泽、小海。

操作：用拇指进行点揉按压，或用按摩棒进行敲打，每穴约半分钟。可用艾条对上述穴位进行温和灸，距离皮肤 2 ～ 3 厘米，每穴灸 10 ～ 15 分钟，以自觉局部有温热感而无灼痛为度。

四、腕关节的养护

腕关节由手的舟骨、月骨、三角骨的近侧关节面作为关节头，桡骨的腕关节面和尺骨头下方作为关节窝而构成，关节囊松弛而又牢固，关节的前后左右均有韧带加强。腕关节的掌侧韧带最为坚韧，所以腕关节前屈较为灵活，后伸运动受限。

腕关节常见损伤与疾病有腕管综合征、尺骨茎突腱鞘炎、桡骨茎突腱鞘炎、桡骨远端骨折等。

1. 腕关节疾患的主要诱因

（1）外邪侵袭。风寒湿邪侵袭，导致局部气血运行不畅，经脉痹阻。如冬天长期反复接触凉水、不注意腕部保暖等。

（2）急性损伤。多由于腕关节受到直接或间接暴力所引起的周围韧带、肌腱、关节囊等组织损伤。如腕关节扭伤、桡骨远端骨折。

（3）慢性劳损。平素工作、学习、生活中动作不协调，或重体力劳动使腕部负荷过重，极易引起腕部肌肉劳损。

（4）骨质的退行性变。老年人骨质疏松，腕管的容积逐渐减小，卡压经过腕管的正中神经，而产生手麻痛的症状。如腕管综合征。

2. 腕关节日常养护

（1）劳逸结合。要避免手部过劳，注意休息，避免工作、学习时长期固定在某个体位，学习、工作每 1～2 小时适当放松、活动 10～15 分钟。

（2）有规律的适量全身运动。坚持每天做课间操、工间操，避免长时间使用电子产品，如手机、电脑。

（3）运动前做好充分的准备活动。为了促进腕部周围韧带对关节的稳定作用，应加强腕部肌群力量训练和适应性练习。

（4）正确使用腕关节。使用电子产品时，手腕尽可能平放，以既不弯曲又不下垂的姿势进行操作。另外，运动时，要保持动作的规范性与准确性，以免造成腕关节损伤。

（5）常规的松弛锻炼。工作期间经常伸展和松弛操作手。向指尖施压，缓慢弯曲手腕，然后完全张合手掌，每工作 1 小时做 10 秒钟这样的训练。

（6）自我按摩

穴位：手三里、腕骨、阳溪、养老、阳池、阳谷、阿是穴。

操作：点按上述穴位或用按摩棒敲打，每个穴位约半分钟。可用艾条对上述穴位进行温和灸，距离皮肤 2～3 厘米，每穴灸 10～15 分钟，以自觉局部有温热感而无灼痛为度。

五、髋关节的养护

随着生物进化，人类逐渐解放上肢，直立行走，下肢成为支撑身体和运动的唯一肢体，因而髋关节也是唯一能够在人体休息和运动状态下支撑躯体的关节。髋关节是一个杵臼关节，股骨头深嵌在髋臼中，关节囊非常坚韧，周围又有强大的肌肉附着，因此内部结构非常稳定，是人体最不容易脱位的关节，主要功能为支撑与运动，以实现下肢的功能。

髋关节常见疾病为先天性髋关节脱位、股骨头缺血性坏死、股骨头骺滑脱。

1. 髋关节疾病的主要诱因

（1）先天不足与遗传因素。小儿髋关节先天发育不良与异常或胎位不正髋关节过度屈曲造成畸形，如先天性髋关节脱臼。

（2）外界因素。长期大量饮酒、长期应用激素、外力导致的髋关节损伤。

2. 髋关节日常防护与自我调养

以预防髋关节损伤与股骨头坏死为主要目的。

（1）要树立强烈的髋部自我保护意识。走路要注意避免摔跤，在雪地或结冰路面行走时要放慢脚步，防止摔倒。

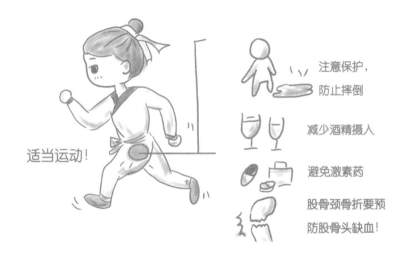

适当运动！

注意保护，防止摔倒

减少酒精摄入

避免激素药

股骨颈骨折要预防股骨头缺血！

（2）适当参加体育锻炼。注意运动前要充分做好髋部准备活动，伸展、牵拉髋部肌肉、韧带，预防损伤。

（3）尽量不要干过重的活。在扛、背重物时，要缓慢用力，避免髋部扭伤。

（4）髋部受伤后，要积极治疗。髋部损伤未痊愈时，要尽量制动，等到完全恢复后再进行运动，以免造成髋关节反复损伤。

（5）减少酒精的摄入。长期大量饮酒不仅会导致胰酶大量释放，造成股骨头内脂肪坏死，还可导致凝血因子改变造成股骨头缺血性坏死。

（6）尽量避免激素类药物的使用。如果必须应用激素，要遵循短期适量的应用原则，须遵医嘱合理应用，并适当配合应用扩血管药、维生素 D、钙剂等药物进行治疗。

（7）发生股骨颈骨折时，为预防股骨头缺血的发生，术后应定期复查，注意养护，合理膳食，多食新鲜蔬菜与水果，多晒太阳，增加天然钙质的摄入，适当口服有助血运的药物。

（8）髋关节保健操

髋上下扭摆运动

预备姿势：两脚站立，两臂自然下垂或叉腰间。

动作：①左腿屈膝，左髋微屈；②右腿屈膝，右髋微屈；③做法与①相同，但要求幅度大些；④做法与②相同，但要求幅度大些。在做操时髋关节要充分放松，速度由慢到快，富有节奏感。

屈髋抱膝运动

预备姿势：两脚站立，两臂自然下垂。

动作：①左腿屈膝，两手抱膝，收腹屈髋；②右腿屈膝，两手抱膝，收腹屈髋；③做法与①相同，但要求大腿抬高些；④做法与②相同，但要求速度稍快。

后摆运动

预备姿势：两脚站立，两臂自然下垂。

动作：①两腿屈膝下蹲，两手抱膝，低头含胸，起立时，两臂经前摆至上举，右腿向后摆；②做法与①相同但用左腿向后摆；③做法与①相同；④做法与②相同，但要求速度稍快。

侧摆运动

预备姿势：两脚站立，两手叉腰间。

动作：①两腿屈膝下蹲，两手叉腰间，起立时左腿向右侧方摆起，身体重心稍向左移动；②做法与①相同，唯右腿向左侧方摆起；③做法与①相同，但要求摆腿高些；

④做法与②相同，但要求速度快些。

六、膝关节的养护

膝关节是人体最大、结构最复杂的关节，它包括股骨下端、胫骨上端和中央的髌骨，膝关节的关节囊薄而松弛，附于各关节面周围，由韧带、关节囊和半月板等维持膝关节的稳定。膝关节正常活动包括旋转、屈曲，而旋转、屈曲运动主要由膝关节韧带与半月板完成。膝关节在屈曲的时候是不稳定的，韧带和半月板最容易受到损伤，当膝关节伸直时，最容易发生关节内骨折。一般临床常见的膝关节损伤多为膝骨性关节炎、半月板损伤等。

1. 膝关节疾患的主要诱因

（1）外邪侵袭。外感六淫、风寒湿热等邪气侵袭膝关节，影响气血，阻滞筋脉而发病。

（2）慢性劳损。长期错误姿势导致膝关节慢性损伤，身体肥胖不仅会导致膝关节负重过多，关节面压力增高、软骨磨损加重，还会引起行走姿势、步态的变化，从而导致膝关节损伤。

（3）外力损伤。各种原因导致的损伤，包括关节内骨折、半月板损伤、髌骨脱位等，如不加注意与保养，便会造成膝关节慢性损伤。

（4）膝关节退行性变。随着年龄增长，人体气血发生着由盛至衰的变化，膝关节开始发生退行性变。

2. 膝关节日常防护与自我调养

（1）防寒保暖，预防外邪侵袭。天气寒冷时，应注意保暖，必要时可佩戴护膝；避免汗出当风，不要在过于潮湿的环境中睡卧。

（2）消除膝关节劳损因素，避免超负荷活动与劳动。如长时间站立与行走、爬山、上下楼梯等；肥胖病人要适当减重，减轻关节压力与磨损。

（3）适当锻炼。如蹲起、负重静蹲等活动，以提高股四头肌肌力，锻炼前注意做好准备活动。

（4）运动疗法

仰卧伸展：下颌微收，舒展全身，仰卧，两腿放平，全身放松。用力于大腿和膝盖处，使肌肉保持紧张状态5秒。大腿和膝盖放松，休息2～3秒。这样重复4～5次。

坐位锻炼方法一：坐在低椅上，收腹，挺直腰，双手放在大腿与膝盖之间，稍靠内侧。双脚左右交替慢慢抬起，稍低于水平位置，静止5秒，再慢慢放下。不进行负重练习的话，可以边看电视边锻炼，并逐渐增加次数。腿部负重 1 千克重量时，做 5 次就能取得很好的效果。要是这样也能连续做 20 多次，可以再增重 0.5 千克。

坐位锻炼方法二：在膝盖下垫上卷起的薄被，脚尖尽量前伸，大腿与膝盖用力，向下压薄被。双腿伸直，坐在床上，双手放在体后支撑身体，腿部保持放松状态，大腿与膝盖用力，向下压，持续 5 秒，之后慢慢放松。弯曲没有痛感的膝盖，双手拇指按压膝盖骨处，大腿用力，膝盖骨会向大腿方向移动数厘米，持续 5 秒再慢慢放松。

（5）穴位保健

穴位：犊鼻、血海、阳陵泉、梁丘。

操作：点按上述穴位或用按摩棒敲打，每个穴位约半分钟。可用艾条对上述穴位进行温和灸，距离皮肤 2～3 厘米，每穴灸 10～15 分钟，以自觉局部有温热感而无灼痛为度。

七、踝关节的养护

由胫腓骨下端与距骨体上面组成，胫腓骨下端与内外踝和侧副韧带连接，使踝关节相对稳定。内踝下有坚韧的三角韧带，可限制足的过度外翻；外侧韧带相对薄弱，可限制足的内翻活动。人体正常行走时，踝关节所承受的负荷为体重的 5.5 倍。由此可见，踝关节是人体接触地面的第一大负重关节。如过度用力，便会导致外侧或内侧韧带损伤，因外踝较内踝长且外侧韧带薄弱，临床上以外侧韧带损伤较为常见。如不进行养护，反复损伤，易引起反复扭伤，影响行走功能。故日常以预防踝关节扭伤为主。

1. 踝关节损伤的主要诱因

（1）外邪侵袭：关节周围相对薄弱，极易遭受风寒湿邪侵袭，痹阻经络关节。

（2）慢性劳损：运动时姿势不正确、体重超出踝关节的承受能力，都会造成踝关节的损伤。

（3）急性损伤：运动时准备活动不充分、踝关节力量差、缺乏自我保护意识都极易导致扭伤。

2. 踝关节日常防护与自我调养

（1）注意防寒保暖。踝关节周围脂肪少，抗寒能力差，因此在冬季应着保暖棉质衣物，护好踝关节，年轻人不能因爱美在寒冷季节穿着露脚踝的裤子。

（2）适当参加体育锻炼。加强踝关节周围肌肉力量与协调性训练的运动，如跳绳、脚尖走路等。防止踝关节过于薄弱而造成的损伤。

（3）选择地面平坦，适合运动的场地，运动前对活动场地进行实地考察，做好准备活动与相应的辅助练习。

（4）树立正确的使用踝关节的意识。在进行各种体育活动时，要正确掌握动作，遵循其特点和规律，避免损伤。要养成正确的落地姿势，落地时，要注意控制身体的重心，应是膝关节微屈，踝关节紧张。

（5）选择合脚且有护踝作用的运动鞋能够有效预防踝关节扭伤。

（6）控制体重。肥胖人群要加强锻炼，减轻踝关节负重，减少踝关节慢性劳损。

（7）踝关节加强锻炼方法：一是负重提踵练习；二是负重用脚尖行走；三是支撑高抬腿；四是单脚前脚掌连续前、后、左、右跳过低矮障碍，跳起时不得屈膝，下落时脚跟不着地；五是单、双脚跳绳；其他还有原地直立负重连续跳跃，要求膝关节伸直，用前脚掌着地，负重量逐渐增加。

（8）踝关节的柔韧性训练。采用瑜伽中的金刚坐，俗称"压脚背"。

做法：双脚背向下，臀部完全坐在脚掌上，双手扶住膝盖，开始时时间短些，适应后可慢慢延长时间。

附：踝关节扭伤处理方法

踝关节扭伤后，不建议伤者马上移动。首先应该做的是用冰块进行冰敷。现场若没有冰块，应该先冲冷水，在 24 小时内进行冷处理。24 小时后，如果肿胀没有消退，继续进行冷处理。48 小时后，为促进局部组织血液循环，加速淤血和渗出液的吸收，促使炎症消散，减轻局部肿痛，需要适当地进行热敷。应抬高扭伤部位，使扭伤的踝关节高于心脏的水平位置，减小踝关节部位的血液流通，减少扭伤部位的瘀血。

注：踝关节扭伤后 48 小时内不宜推拿按摩，否则会加重扭伤程度。

第五章

重视亚健康，调理谨防变

亚健康状态属于中医"治未病"范畴，与中医所言"欲病"状态最为接近，是介于健康与疾病之间的一种状态。中医讲"阴平阳秘，精神乃治"，也就是说阴阳平衡是身心健康的根本，机体各脏腑系统通过自我调节，以维持脏腑的正常生理功能，使气血阴阳得以正常运行，当机体的这一生理平衡稍有倾斜，但尚未形成疾病时，即为现代医学之亚健康。亚健康状态倘若调摄得当，将有可能恢复到健康状态，但是倘若调摄不当，则可能促进使其向疾病的方向进展。长期亚健康可能是某些重大疾病的前兆，调理亚健康，可以防止机体向疾病甚至大病发展。

一、你亚健康了吗

亚健康的概念对应于世界卫生组织（WHO）对健康及疾病概念的界定，此概念的提出源于高节奏生活带来的机体与心理的反应及人们对生活质量的重视。世界卫生组织提出的有关健康的概念为："健康不仅仅是没有疾病和不虚弱，而且是身体上、心理上和社会适应能力上三方面的完美状态。"

临床上存在有一组以疲乏无力、精力不够、肌肉关节酸痛、心悸胸闷、头晕头痛、记忆力下降、学习困难、睡眠异常、情绪低落、烦躁不安、人际关系紧张、社会交往困难等种种躯体或心理不适为主诉来就诊的人群，通过运用现代仪器或方法检测却未发现阳性指标，或者虽有部分指标改变，但尚未达到西医学疾病的诊断标准，这种处于健康和疾病之间的状态，自20世纪80年代被苏联学者称为"第三状态"，其后得到越来越多学者的认同与重视，将其称之为"亚健康状态"

中医学在《黄帝内经》时代提出了"治未病"的预防思想。如《素问·四气调神大论》指出："圣人不治已病治未病，不治已乱治未乱……夫病已成而后药之，乱已成而后治之，譬如渴而穿井，斗而铸锥，不亦晚乎。"由此可见，亚健康虽属当代新概念，但其理念早在《黄帝内经》时代就有体现。

处于亚健康状态者，表现为一定时间内的活力降低、功能和适应能力减退，但不符合现代医学有关疾病的临床或亚临床诊断标准。

亚健康的表现是多种多样的。躯体方面可表现为疲乏无力、肌肉及关节酸痛、头昏头痛、心悸胸闷、睡眠紊乱、食欲不振、脘腹不适、便溏便秘、性功能减退、怕冷怕热、易于感冒、眼部干涩等；心理方面可表现为情绪低落、心烦意乱、焦躁不安、急躁易怒、恐惧胆怯、记忆力下降、注意力不能集中、精力不足、反应迟钝等；社会交往方面可表现为不能较好地承担相应的社会角色，工作、学习困难，不能正常地处理人际关系、家庭关系，难以进行正常的社会交往等。

根据亚健康状态的临床表现，可以将其分为以下几类：①以疲劳，或睡眠紊乱，或疼痛等躯体症状表现为主；

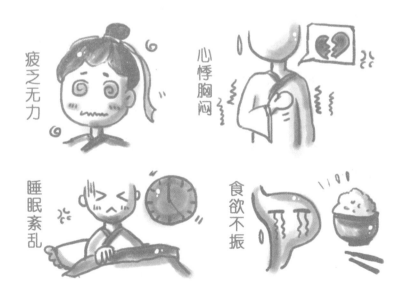

②以郁郁寡欢，或焦躁不安、急躁易怒，或恐惧胆怯，或短期记忆力下降、注意力不能集中等精神心理症状表现为主；③以人际交往频率降低，或人际关系紧张等社会适应能力下降表现为主。

上述 3 条中的任何 1 条持续发作 3 个月以上，并且经系统检查排除可能导致上述表现的疾病者，目前可分别被判断为处于躯体亚健康、心理亚健康、社会交往亚健康状态。临床上，上述三种亚健康表现常常相兼出现。

二、亚健康分类调理

关于亚健康的分类目前尚无统一标准。《亚健康中医临床指南》将亚健康分为躯体亚健康、心理亚健康和社会亚健康。本书本着实用的原则，介绍临床常见的亚健康表现，如疲劳性亚健康、心系亚健康（亚健康态胸痹）、睡眠减少亚健康、脾胃不和亚健康、疼痛性亚健康、心理亚健康及干预调理方法。

（一）疲劳性亚健康

我只是有点累，到疲劳性亚健康的程度了吗？

1.疲劳，且持续或反复了 3 个月以上。

2.排除可能引起疲劳的疾病（包括慢性疲劳综合征、抑郁症、焦虑症等），体检血、尿、大便常规，血压，血液生化（包括肝肾功能、血脂、空腹血糖），腹部 B 超，心电图及胸片都没什么问题。

3.用书后附的疲劳量表（FS-14，附录二）测评一下，发现疲劳总分值达到 3 分及以上者。

我该怎么办

➤ 试试艾灸和推拿

针灸治疗中青年疲劳型亚健康，取穴神阙、气海、关元、天枢、足三里、三阴交。嘱患者取平卧位，将艾条一端点燃置于艾灸器中，放置穴位之上 2 ～ 3 厘米，每穴灸 10 ～ 20 分钟，以局部皮肤潮红、施灸部位有温热感、无灼痛为宜。

温和灸中脘、天枢（双侧）、气海、关元、三阴交（双侧）、足三里（双侧）可明显改善亚健康疲劳状态患者的临床症状、免疫功能与生活质量，且具有较好的安全性。

取五脏俞（肺俞、心俞、肝俞、脾俞、肾俞），两侧穴位交替轮换推拿对躯体疲劳性亚健康有较好的干预作用。

循督脉及其两侧膀胱经在背部的循行部位以及两侧胁肋部，推拿调治，每次 25～30 分钟，隔天 1 次，共 10 次，对亚健康疲劳状态具有理想的干预效果。

➢ 动起来呀，动起来，怎么动有讲究

①选择运动项目。根据自身爱好选择低强度有氧耐力性运动项目，如快走、慢跑、健身操以及打乒乓球、篮球、网球、羽毛球，或骑自行车、游泳等。

②确定运动强度。用 220- 年龄 +10（次 / 分）这个公式计算出最大心率，运动时逐步达到最大心率的 60%～70% 才有效。

③运动持续时间。运动时间应至少 15 分钟以上，当心率达到 150 次 / 分以上时，运动时间应至少持续 5 分钟以上，每次有氧运动持续 30 分钟左右。

④运动频率。以每周 3 次以上为宜，同时结合个人的身体状况、每次运动的强度、持续的时间以及对运动的适应能力等因素，遵循持之以恒和循序渐进的原则。

➢ 药膳食疗

①双黄大枣汤

原料：黄芪 15 克，黄精 10 克，大枣 6 枚。

制法：水煎服，每日 1 剂。

功效：补中益气，轻身延年。适用于气虚体弱，疲倦乏力者。

②木瓜糖茶

原料：川木瓜 10 克，红茶 2 克，红糖 5 克。

制法：将川木瓜用温水洗净。再将洗好的川木瓜和红茶放入杯中，用沸水冲泡，盖好，焖 10 分钟，加入红糖调味即可，随意温饮。

功效：舒筋活络，祛寒止痛。适用于经络不通之下肢无力者。

③杜仲补骨核桃饮

原料：杜仲 10 克，补骨脂 10 克，核桃肉 10 克。

制法：将杜仲、补骨脂、核桃肉去除杂质，洗净。将上述原料一并放入砂锅，加适量清水，用武火烧开，改小火炖半小时，调味饮用。

功效：补肾固精，强筋健骨。适用于肾虚之下肢无力者。

（二）心系亚健康（亚健康态胸痹）

胸闷不舒服，一定要重视

心系亚健康状态是处于健康与心血管疾病间的低质状态或早期血管病变状态，这种状态可恢复到健康状态，也可能发展成为心血管疾病及其他心身疾病，当然也有一部分长期处于中间状态。患者多自述胸闷不舒，心中悸动，惊惕不安，可伴短气、乏力、善叹息、伸懒腰等表现，偶有胸痛等症状。其中心悸是指自觉心跳不安的感觉，是心脏跳动时的一种不适感，伴有惊慌或空虚的感觉。

有学者收集以胸痛为主诉的 18～45 岁中、青年患者 330 例，结果显示，91.2% 的患者未发现器质性病变，仅 8.8% 的患者检查发现器质性病变，分别为高血压病（2.4%）、反流性食管炎（1.5%）、壁冠状动脉（1.2%）、颈椎病（0.9%）、带状疱疹（0.6%）、冠心病（0.6%）、心肌炎（0.3%）、心包炎（0.3%）、肺炎（0.3%）、胸膜炎（0.3%）、心肌病（0.3%）。

我该怎么办

> ➢ 不但要运动，还要会呼吸

选择合适的运动可以改善心系亚健康的症状，如健步走、跳绳，甚至腹式呼吸运动。

①健步走：头部正直，有被人揪着头发的感觉。上体稍前倾。手臂前摆大于 45 度小于 90 度；后摆小于 45 度度。迈步以大步幅为主，约等于平常步幅再加 10 厘米，目的是让更多的肌肉和神经参与进去。足跟先着地，迅速过渡到全脚掌。均匀的腹式呼吸。可直线走、曲线走、正走、倒走、侧走、大步走、小步走、拍打走、按摩走等等相结合。健步走每周不少于 3 次，或每天坚持 3000 步以上。健身时间以晚 8 时进行为宜。

②跳绳：跳绳是一项不错的运动，能有效锻炼个人的反应力和耐力，且对心肺功能的改善有极大的帮助，且可保持体态健美，对体型略显肥胖者是个极佳的选择。运动时双臂摆动幅度尽量大，使胸廓伸展，充分运动，可缓解因长期伏案工作而造成的上背部肌肉劳损，双脚交替，脚尖着地，以免损伤膝关节，正跳后可反跳均等次数，如此可使肌肉的锻炼达到平衡，既强健体魄，塑形美体，又可改善肌肉劳损，养生防病。

③腹式呼吸：腹式呼吸运动取平卧或端坐位，全身放松，排除脑子里的杂念，将所有注意力集中在丹田，保持胸部不动，用鼻均匀吸气，小腹隆起，用口均匀呼气，腹

肌收缩，小腹复原。腹式呼吸能够协调五脏六腑的阴阳，改善亚健康态胸痹的症状。

➤ 药膳食疗

①豆豉酱猪心

原料：猪心2个，豆豉50克，葱、姜、甜面酱、酱油、黄酒各适量。

制作：先将猪心洗净，放入锅内，加豆豉、姜、葱、酱油、甜面酱、黄酒、清水适量。用武火烧沸后，转用文火炖熬至熟。捞出猪心，稍冷，切成薄片，即可佐餐服食。

功效：养心除悸烦。适用于各种心悸者。

②牡蛎猪肉汤

原料：鲜牡蛎肉250克，瘦猪肉500克，枣仁6克，远志3克，鲜冬菇150克，胡椒粉、味精、盐、麻油适量，肉汤2500毫升。

制作：将牡蛎洗净，猪肉洗净切小块，与枣仁、远志、冬菇同放入汤锅内，倒入肉汤煮沸，然后用文火慢熬至汤约1500毫升时，放食盐、胡椒粉、味精、麻油搅匀即成。可佐餐食用。

③参芪丹参炖猪心

原料：人参10克，黄芪15克，丹参12克，猪心

1个。

制作：将上药与猪心一起煮，加水适量，炖1小时，吃肉喝汤。

功效：补益气血，养心安神。适用于气血亏虚之心悸者。

（三）睡眠减少亚健康

睡眠不好也是病

失眠（或睡眠减少亚健康），是指经常（持续2周以上）不能获得正常睡眠，如入睡和/或续睡困难、多梦、易惊醒或睡眠不实、早醒等，晨起后有明显不适感或自觉不解乏，并排除各种疾病（如抑郁症、精神分裂症、心功能不全等）导致的睡眠减少。研究表明，失眠在亚健康状态中所占比例为73.4%。

我该怎么办

➤ 按一按，睡得香

背部推拿膀胱经、督脉，点按夹脊穴和背俞穴，结合针刺常规穴位治疗亚健康失眠疗效可靠。温针背俞穴（心俞、脾俞、肾俞）配合耳穴贴压（神门、皮质下、交感、枕、心）治疗亚健康失眠状态临床疗效也很显著。

➤ 药膳食疗

①茯苓枣仁粥

原料：茯苓20克，枣仁10克，粳米100克，白糖20克。

制法：将茯苓烘干，研成细末。枣仁去小壳，研末备用。粳米淘净，与茯苓粉、枣仁末同入锅中，以小火煮成稠粥，粥将成时兑入白糖即成，早、晚分食。

功效：宁心安神，健脾催眠。适用于心脾两虚之失眠者。

②瘦肉莲子羹

原料：瘦猪肉片250克，莲子肉50克。

制法：加水炖至熟，调味服食。

功效：养心健脾。适用于失眠气短乏力者。

③甘麦大枣汤

原料：浮小麦30克，大枣10克，炙甘草5克。

制法：将以上3味药同入锅中，加水适量，煮成稠汤，早、晚分服。

功效：补养心气，宁心安神。适用于失眠兼有更年期综合征者。

④百合绿豆乳

原料：百合、绿豆各 50 克，牛奶少量。

制法：取百合、绿豆各 50 克，冰糖少量，煮熟烂后，加少量牛奶。

功效：清心除烦，镇静催眠。适用于失眠兼有心火亢盛者。

（四）脾胃不和亚健康

吃不香，拉肚子，生活没乐趣

在亚健康状态，各种体质都有可能发生饮食减少或便稀或便秘等症状。饮食减少是指饮食量较平时减少，不思饮食，食欲不佳，但持续发生不超过半个月，不包括各种疾病（如胃肠道器质性疾病、全身各系统疾病、因减肥所致厌食症、肿瘤晚期等）导致的饮食减少；便稀是指经常出现大便稀溏、大便不成形，甚至为水样、黏液样大便，无脓血，或便次增多、便稀便秘交替，可伴有腹痛、食欲不振、燥热多汗、头痛头晕等，不包括相关疾病（如食物过敏或反复发作的病毒性肠炎、消化道溃疡、糜烂、肿瘤、痢疾、血吸虫病和肝、胰等疾患）所引起的便稀；便秘是指排便时间延长，每 2～3 天或更长时间排便 1 次，无规律，或大便干燥，常伴有排便困难感，或排便不尽感，不包括各种疾病（如肠道炎症、肠道息肉、吻合口狭窄、肠道肿瘤等）导致的大肠功能紊乱所引起的便秘。

脾胃生理功能的正常与否与亚健康之间有着十分密切的关系，调理脾胃对亚健康的治疗有着十分重要的作用。消化系统本身有其独特的亚健康状态，如功能性消化不良、肠易激综合征、胃肠功能紊乱等，这种消化系统的亚健康状态当属于中医的脾胃病证，表现为食欲不振、脘腹不适、便溏便秘等。

我该怎么办

➢ **规律生活，规律运动**

可进行健步走、腹式呼吸运动等。

➢ **药膳食疗**

①山楂杨梅生姜饮

原料：山楂 80 克，鲜杨梅 30 克，生姜 15 克。

制作：先将生姜洗净、切片，与洗净的山楂、杨梅同放入碗中，加精盐、白糖适量，调拌均匀，浸渍 1 小时后用沸水浸泡 15 分钟即可服用。早、中、晚 3 次分服，同时嚼食山楂、杨梅、生姜。

功效：开胃消食，健脾导滞。适用于脾虚食滞之饮食减少者。

②山药百合大枣粥

原料：山药90克，百合40克，薏苡仁30克，大枣15枚，粳米适量。

制作：将山药、百合、大枣、薏苡仁及粳米适量共煮粥。每日2次服食。

功效：滋阴养胃，清热润燥。适用于胃阴亏虚之饮食减少者。

③砂仁羊肉汤

原料：砂仁10克，白胡椒3克，生姜数片及适量羊肉。

制作：将砂仁、白胡椒、生姜及适量羊肉共煮烂，熟后放入适量食盐服食，每周3次。

功效：健脾散寒，温胃理气。适用于脾胃虚寒之饮食减少者。

④薯蓣干粥

原料：干姜10克，山药60克，白糖少量。

制法：将干姜、山药轧细过筛，加水调糊置炉上，用筷子搅动成粥，加少量白糖，服用。

功效：健脾温阳。适用于脾阳亏虚之便稀者。

⑤山药薏苡仁粥

原料：糯米 30 克，山药 30 克，薏苡仁 15 克，红糖少许。

制法：取糯米、山药、薏苡仁共煮粥，粥将熟时加砂糖少许，稍煮即可服用。

功效：健脾利湿。适用于脾虚湿盛之便稀者。

⑥菠菜猪血汤

原料：猪血 250 克，菠菜 500 克。

制作：将猪血切成块状，新鲜菠菜洗净切成段，加水适量煮汤，调味服用，每日或隔日一次。

功效：滋肾补肺，润肠通便。适用于肾虚便秘者。

⑦荠菜瘦肉汤

原料：荠菜 150 克，蜜枣 6 粒，瘦肉 150 克，油盐酌量。

制作：将原料洗净，蜜枣去核，瘦肉切成小块，放清水至煲内，同原料一起煮，待瘦肉煮烂后，调味即可饮用。

功效：解毒排便。适用于湿热便秘者。

（五）疼痛性亚健康

全身酸痛不想动

身体疼痛是一种身体的不适和情感经历，表现为身体全身或某一部位出现疼痛不适，持续 2 周以上不能缓解，可伴有乏力等。本症是亚健康状态常表现出的一类症状，但不包括相关疾病（如颈椎骨质增生、消化道溃疡、泌尿系结石、心血管系统疾病、盆腔附件炎症、外伤、副鼻窦炎等）所引起的全身或局部疼痛。

我该怎么办

➤ 肌肉放松靠推拿

中医推拿能明显改善躯体疼痛性亚健康人群的疼痛强度，且无不良反应。

采用放松肌肉与点按穴位可治疗颈背疼痛型亚健康。受术者取骑马式坐位，坐于有靠背的木板凳上，施术者运用一指禅推法推拿颈椎正中及其两侧的肌肉，用掌背搽法搽背部及肩部肌肉，最后用拇指点按手法作用于风池、夹脊穴、颈背部的阿是穴、肩井、肩髃、肩髎、臂臑，以及上肢的曲池、手三里、合谷、内关等穴位。整个操作过程 20 分钟左右，1 次 / 日，共调治 5 日。

另外，导引（苍龟缩颈、大鹏展翅、白鹅引颈、鲤鱼打挺）等中医干预手段也能有效改善项背疼痛亚健康状态，降低疼痛积分，增强颈部肌力，增加颈椎活动度，提高生存质量。

➢ 刮痧

取第 1 胸椎至第 5 腰椎，在每椎棘突下旁开 0.5 ～ 1.0 寸处，华佗夹脊穴区域刮痧，3 日 1 次，5 次为 1 个疗程，连续治疗 2 个疗程。

➢ 药膳食疗

①黑豆炖鲫鱼

原料：黑豆 100 克，杜仲 15 克，鲫鱼一条（约重 300 克），食盐、生姜适量。

制法：先将黑豆、杜仲加水适量，炖至黑豆熟透，取出杜仲，再加入鲫鱼炖熟，加入食盐、生姜适量，调味后服食。

功效：温补肾阳。适用于肾阳虚引起的腰背疼痛者。

②女贞子粥

原料：女贞子 20 克，枸杞子 50 克，淮山药（捣碎）50 克，大米 100 克。

制法：将女贞子、枸杞子加水适量，煎煮 1 小时，过滤取汁。然后加入淮山药、大米共煮成粥，代早餐食。

功效：滋补肾阴。适用于肾阴虚引起的腰背疼痛者。

③黑芝麻羊肾粥

原料：黑芝麻 30 克，枸杞子 50 克，羊肾 1 对，大米

200克。

制法：取黑芝麻、枸杞子、羊肾（洗净去筋膜切碎）、大米，加水适量，以文火炖烂成粥，食用。

功效：滋补肾阴。适用于肾阴虚引起的腰背疼痛者。

（六）心理亚健康

心理问题很重要

心理亚健康是指在环境影响下由遗传和先天条件所决定的心理特征（如性格、喜好、情感、智力、承受力等等）造成的健康问题，是介于心理健康和心理疾病之间的中间状态。主要表现为情绪低落、心烦意乱、焦躁不安、急躁易怒、恐惧胆怯、记忆力下降、注意力不集中、精力不足、反应迟钝等。

我该怎么办

> 以情制情有奇效

即以情制情，利用情志及五脏之间存在的阴阳五行生克制化原理，用相互制约和克制的情志，来转移和干扰原来对人有害的情志，借以达到协调情志的目的。如喜伤心者，以恐胜之；思伤脾者，以怒胜之；悲忧伤肺者，以喜胜之；恐惊伤肾者，以思胜之；怒伤肝者，以悲忧胜之。

以情制情法，对癫证、郁证、奔豚气，以及高血压病、冠心病、癌症等疾病的预防与康复具有重要作用。

> 气功导引调呼吸

又称导引术、吐纳术。通过调身、调息、调心，达到精神内调、修身养性、祛除疾病、延年益寿的目的。调身是让身体各关节和肌群放松；调息是调整呼吸，使呼吸深、慢、细、匀，息调则心定，心定则息越调；调心是以心行气，以意领气，入静，定志，宁神。调心、调息、调身三者相辅相成，相互制约，缺一不可。

气功导引法可以使紧张焦虑的情绪放松，使浮躁的心情平静，尤其适合心理亚健康状态的调节。但是，气功导引需要一个较长的训练过程，不能急于求成，不适合于性格怪僻，有癔症倾向的人，以免引起"走火入魔"等副作用。

> 语言开导想得开

心理亚健康者往往对某些事情存在不合理的信念，比如过度看重成败、得失、他人评价，过度自卑、追求完美等。采用语言对其进行开导、劝慰、暗示可以助其改变不合理信念，可以自我劝导，也可由朋友、师长和心理咨询师帮助。比如对于自卑的个体，找出自己的二十个优点，每天拿固定的时间，照镜子，面对自己，反复念自己的优点，经不断强化和暗示，个体的自信心会增强；亲友运用建议、劝告、鼓励、示范和预期性指导等方式给予支持，也能帮助增强自信、提升自尊、提高适应能力。这种方法尤其适用于因自卑、疑心、误解、猜测等导致的心理亚健康状态。

> ➤ 寄情于事散心情

受儒道文化的影响，中国人在表达情绪情感方面比较含蓄，很多负性情感体验郁结在心中无法表达，转化为躯

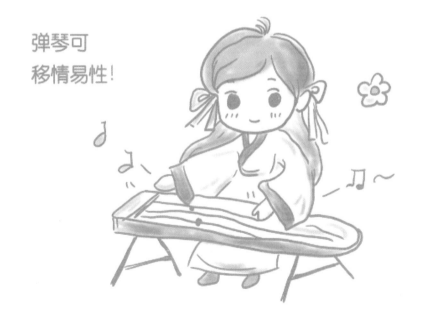

弹琴可
移情易性！

体症状或者心理亚健康状态。移情易性疗法可以使注意力从负面情绪、情感中转移到他处，或者通过改变周围环境避免与不良刺激因素接触，并通过学习、交谈等活动排除内心杂念、改变错误的认知、不良情绪、不健康的习惯等。游戏、音乐、弹琴、绘画、舞蹈、舞台剧、运动、手工等都是常被用于转移注意力的媒介，可根据兴趣爱好和自身条件选择。

➢ 药膳食疗

①百合枣仁汤

原料：鲜百合 50 克，枣仁 30 克。

制法：将百合用清水浸 24 小时，枣仁水煎去渣，取其汁将百合煮熟，连汤服食，长期服用。

功效：清心安神，益脑明目。适用于髓海不足、心神失养之情绪低落者。

②莲子汤

原料：莲子（带心）30 枚。

制法：水煮，加盐少许，每日晚上睡前服。也可用莲子心 1～2 克，开水冲泡代茶饮。

功效：益智，安神，补气。适用于气虚之情绪低落者。

③金针菜猪肉汤

原料：金针菜 30 克，瘦猪肉适量。

制法：将金针菜冷水泡发，与瘦猪肉隔水蒸熟，佐餐。

功效：安神，补肾，养血。适用于肝郁血亏之情绪低落者。

④玫瑰金橘饮

原料：玫瑰花 6 克，金橘饼半块。

制法：将玫瑰花摘成瓣，洗净晾干，与切碎的金橘饼同放入有盖的杯中，用沸水冲泡，拧紧杯盖焖 10 分钟即可，代茶频饮。

功效：疏肝解郁。适用于情绪不稳者。

⑤花旗参茶

原料：花旗参 9 克，玫瑰花 9 克，绿茶 3 克。

制法：将花旗参、玫瑰花、绿茶同入杯中，加入适量沸水冲泡即可，代茶饮，长期饮用。

功效：疏肝健脾祛湿。适用于肝郁烦躁易怒者。

⑥枣圆洋参汤

原料：酸枣仁 10 克，桂圆肉 15 克，西洋参 10 克，白糖 5 克。

制法：西洋参洗净后切片，桂圆肉和酸枣仁拣去杂质、洗净。将西洋参片、桂圆肉、酸枣仁同入砂锅内，加适量清水，武火烧开后，用文火炖半小时即可。随意用，长期坚持。

功效：补益心脾，益气养血，宁心安神。适用于气血不足伴烦躁易怒者。

第六章

穴位调理，保健防变

腧穴（俗称穴位）是人体脏腑经络之气输注于体表的特殊部位，十四经穴归属于经脉，经脉内与脏腑相通，外与体表组织相连，适当刺激体表的腧穴，如针刺、艾灸、按压等，可以调节经络的气血，从而调节脏腑的阴阳，起到防病治病的目的。腧穴既有共同的主治规律，又有各自的作用特点，部分腧穴具有养生保健的功效。下面简单介绍亚健康状态下某些疾病倾向的腧穴调理方法。

一、高血压前期

【判断依据】

1.年满 18 周岁，未使用抗高血压药物的情况下，非同日 3 次静息血压（静坐 5 ～ 15 分钟后测量），130mmHg ＜收缩压＜ 140mmHg，85mmHg ＜舒张压＜ 90mmHg。

2.可无症状，也可有头晕、眼花、头痛、记忆力衰退、神疲乏力等一般症状。

3.除外既往患有高血压史，目前正在使用抗高血压药物，现血压虽达到上述水平者，以及患有急慢性肾炎、慢性肾盂肾炎、嗜铬细胞瘤、原发性醛固酮增多症和肾血管性病变等疾病者。

【调理方法】

穴位按摩：常按摩肝、肾两经穴位，如太冲、中都、期门、阴廉、曲泉、中封、涌泉、然谷、太溪、大钟、水泉、照海、复溜、交信、筑宾、大赫、气穴、四满、中注、腹通谷、幽门、步廊、神封、灵墟、俞府。

二、糖尿病前期

【判断依据】

1. 至少有 2 次以上不同日的血糖测试，空腹静脉血浆血糖为 5.6 ～ 7mmol/L（100 ～ 126mg/dL）；或糖负荷后 2 小时静脉血浆血糖为 7.8 ～ 11mmol/L（140 ～ 200mg/dL）之间。血糖测试前应禁用糖皮质激素、噻嗪类利尿药、水杨酸制剂、口服避孕药等影响血糖药物至少 3 天。

2. 可以没有症状。或表现为胃口大开，多食善饥，常觉口渴，饮水增多，尿频，尿量多，体重减轻（约 6 个月内），疲劳，皮肤发痒，女性会阴瘙痒，易出现泌尿道感染和伤口不易愈合等。

3. 常伴有高胰岛素血症及腹型肥胖等表现。

4. 除外在急性感染、外伤、手术或其他应激情况下测出以上血糖值者；既往有糖尿病史，目前正在使用降血糖药物者；其他内分泌疾病，如甲状腺功能亢进、肢端肥大症、皮质醇增多症等引起的继发性血糖升高。以及肝炎、肝硬化等肝脏疾病引起肝糖原储备减少所致的餐后血糖一过性升高者。

【调理方法】

穴位按摩：常按膀胱经穴位，如膈俞、肝俞、胆俞、脾俞、胃俞、三焦俞和肾俞。

三、动脉粥样硬化倾向

【判断依据】

1. 40 岁以上的男性、绝经期后的女性及脑力劳动者较易发生。

2. 与不良生活习惯（如精神紧张，或过食肥甘、辛燥之品和胆固醇含量高的食物，长期吸烟和饮酒，以及平时缺乏劳动、运动等）有直接关系。

3.常伴高血压、高脂血症、糖尿病、肥胖等。

4.动脉粥样硬化倾向常无症状。

【调理方法】

穴位按摩：按摩脾胃或肝肾经循行部位或穴位。

四、脂肪肝倾向

【判断依据】

1.肥胖症，特别是内脏脂肪性肥胖者；长期大量饮酒者；有血脂升高，尤其是甘油三酯升高者；长期服用损肝药物者；以及有肥胖症、糖尿病和脂肪肝家族史的个体。

2.多见于职场的中、高级白领职员或商业成功人士和长期压力大的人群。

3.可无明显自觉症状，常在体检时发现肝脏有脂肪肝倾向，或伴有食欲不振、腹部不适、乏力等轻微症状。

【调理方法】

1.艾灸疗法

取穴：选取脾、胃经的足三里、丰隆、三阴交、阴陵泉配合神阙、关元、气海、悬钟、脾俞。

方法：用清艾条，对上述穴位施行灸法，每次取2～3

穴，每次每穴艾灸时间至少在 5 分钟以上，亦可多到 15 分钟；每日或隔日 1 次，1 ～ 3 个月为 1 个疗程。艾灸时以干预对象穴位处皮肤感到热而不烫，能够耐受且较舒适为度。

2. 耳穴贴压疗法

取穴：胰胆、小肠、三焦、肝、艇角、内分泌、脾。

方法：取以上主穴 5 ～ 6 个，用王不留行籽或磁珠贴压，行对压或直压手法按压，每次取一侧耳穴，左右耳穴交替，3 ～ 5 日 1 换，10 次为 1 个疗程。

五、高脂血症前期

【判断依据】

1. 在禁食 12 小时以上的情况下，血清胆固醇水平（FC，比色法或酶法）为 5.2 ～ 5.7mmol/L；甘油三酯（TG，荧光法或酶法）为 1.65 ～ 1.7mmol/L；低密度脂蛋白（LDL-C，沉淀法）为 3.15 ～ 3.64mmol/L，高密度脂蛋白胆固醇（HDL-C，沉淀法）为 0.9 ～ 1.04mmol/L；至少应有 2 次不同日的血脂化验记录。

2. 可以没有不适感。也可以出现胸腹憋闷、肢体麻木，走路时步履沉重，头部昏眩晕痛，视力模糊，耳鸣心悸，失眠多梦，腰酸背痛，面色苍白，少动懒言，胃口不佳，乏力，心悸怔忡，心前区偶有憋闷感，舌苔厚腻，脉象细弱或无力或弦滑。

3.在眼睑、肌腱、肘等部位可能见到突出的黄色瘤。

4.除外继发性高脂血症，如肾病综合征、甲状腺功能减低、痛风、急性或慢性肝病、糖尿病等疾病所致的高脂血症和由药物（吩噻嗪类、β受体阻断剂、肾上腺皮质类固醇及某些避孕药等）引起的高脂血症；以及正在使用肝素、甲状腺素干预或其他影响血脂代谢药物者，以及近1周内曾服用其他降血脂药者。

【调理方法】

穴位按摩：主要取穴为胃经和脾经穴。临床常用的降脂穴一般多取内关、合谷、太冲、阳陵泉、涌泉、公孙、三阴交、太白、足三里、丰隆、肺俞、厥阴俞、心俞、中脘、曲池等，选用穴位一般在3个以上。

六、胃肠道功能紊乱

【判断依据】

1.发生大多缓慢，多与精神因素有关，呈持续性或反复发作。症状常随情绪变化而波动，可因精神治疗如暗示疗法而暂时消退。

2. 以胃肠道表现为主，可局限于咽、食管或胃，但以肠道表现为最常见，也可同时伴有神经官能症的其他常见表现。

3. 必须排除器质性疾病，尤其是胃肠道的恶性病变，如慢性胃病、妊娠期呕吐、尿毒症、脑瘤、胃癌、早期妊娠反应、脑垂体或肾上腺皮质功能减退、早期溃疡性结肠炎、克罗恩病、结肠癌、憩室炎、痢疾、直肠便秘、甲状腺功能亢进、乳糖或果糖不耐受、吸收不良综合征等。

4. 多有肝郁脾虚或脾肾两虚的伴随症状，如两胁胀闷，食欲不振，精神疲惫，便秘便稀，腹胀嗳气等。

【调理方法】

1. 摩腹法

患者取仰卧位，双膝屈曲。两手掌相叠，置于腹部，以肚脐为中心，在中、下腹部沿顺时针方向摩腹约5分钟，以腹部有温热感为宜。用力宜先轻后重，然后扩大范围摩全腹部约2分钟。

2. 擦腰骶法

患者取坐位，腰部前屈。两手五指并拢，掌面紧贴腰眼，用力擦向骶部，如此连续反复进行约 1 分钟，使皮肤微热，有热感为宜。

以上两种自我按摩方法每日 1 ～ 2 次，连续治疗 24 天，然后根据病情可隔日治疗 1 次，直至症状消失。

七、慢性疲劳综合征

【判断依据】

1.临床不能解释的持续或者反复发作的慢性疲劳。

（1）该疲劳是近患或有明确开始（没有生命期长）。

（2）不是持续用力的结果。

（3）经休息后不能明显缓解。

（4）导致工作、教育、社会或个人日常活动水平较前有明显下降。

2.下述的症状中同时出现 4 项或 4 项以上，且这些症状已经持续存在或反复发作 6 个月或更长的时间，但不应该早于疲劳。

（1）短期记忆力或集中注意力明显下降。

（2）咽痛。

（3）颈部或腋下淋巴结肿大、触痛。

（4）肌肉痛。

（5）没有红肿的多关节疼痛。

（6）一种类型新、程度重的头痛。

（7）睡眠不能解乏。

（8）运动后的疲劳持续超过 24 小时。

【调理方法】

可经常揉按足三里、百会、关元、三阴交及背部腧穴。

八、前列腺增生倾向

【判断依据】

1. 年龄大于 50 岁的男性。

2. 或有夜尿频，尿线细，排尿费力，但夜尿次数小于 3 次。

3. 前列腺 B 超提示前列腺体积大于 4 厘米 ×3 厘米 × 2 厘米，但无明显临床症状。

【调理方法】

1. 按摩

（1）常规按摩疗法

①指压法：取中极、阴陵泉、三阴交穴，各用手指掐

按几分钟，早、晚各1次。

②搓涌泉：两手掌搓热后，以右手掌搓左脚心，再以左手掌搓右脚心各50次。早、中、晚各做3次。

③点压法：用手在脐下、小腹部、耻骨联合上方自左向右轻压，每1～2秒压1次，连续按压20次左右，但注意不要用力过猛。用于前列腺肥大引起的尿潴留。

（2）腰背按摩法

①将两手置于身后，用虎口处自肩胛骨下方，沿脊柱两侧膀胱经至臀部中央，上下往返略用力推摩36下，以发热为度。

②以肾俞穴为中心，用两手虎口上下往返推摩腰部36下，以发热为度。

③左手掌自尾骶沿脊柱向上按摩至胸椎中部，右手同时自胸椎中部沿脊柱向下按摩至骶尾，两手相遇时，上方手掌从下方手掌内穿过。共按摩36下，以发热为度。

④两手掌相并，置于八髎穴，略用力快速推摩36下，以发热、发烫为度。但要注意勿损伤皮肤。

上述手法可活血化瘀，有利于气血运行，缓解前列腺充血症状。

九、免疫力下降

【判断依据】

1.常感到神疲乏力，容易疲劳，不能胜任工作，但各项检查结果均无异常。休息后稍缓解，但不能持久。

2.感冒不断，气候变化之时，易感外邪，且病程较长。

3.伤口容易感染，愈合时间较正常延长，或身体不同部位易长细小疖肿。

4.肠胃虚弱，易出现餐后胃肠功能紊乱。

【调理方法】

1.揉丹田

丹田位于肚脐下 1～2 寸处，相当于石门穴位置。将手搓热后，用右手中间三指在该处旋转按摩 50～60 次。

2.按肾俞

肾俞穴位于第 2、3 腰椎旁 1.5 寸处，两手搓热后用手掌上下来回按摩肾俞穴 50～60 次，两侧同时或交替进行。

3.摩涌泉

涌泉穴位于足心凹陷处，为足少阴肾经之首穴。用右手中间三指按摩左足心，用左手三指按摩右足心，左右交替进行，各按摩 60 ～ 80 次至足心发热为止。

以上三法，依次而行，早、晚各 1 次，长年不断，必然见效。

十、肥胖症前期

【判断依据】

1.肥胖症前期，即体重超过标准体重 10% ～ 20% 或体重指数（BMI）为 23 ～ 24.99。标准体重（kg）=［身高（cm）–100］×0.9（男性）或 0.85（女性）；体重指数 = 体重（kg）/ 身高的平方（m^2）。

2.可无症状，也可有多食、腹胀、口干、便秘、神疲乏力等症状。

【调理方法】

推荐用耳穴压籽法，简便易行、安全无痛、副作用少。将油菜籽，或小米、绿豆、白芥子、莱菔子、王不留行籽等适量，用沸水烫洗后晒干，贴在小的方形胶布上，然后贴敷于消毒过的耳穴上，按压紧密。可于每天进餐前半小时自行接压 2 ～ 3 分钟，以局部有酸痛感为度。保留 3 ～ 5 天，每次贴压一侧耳郭，两耳轮换，2 周为 1 个疗程，2 个疗程间隔 3 日。一般 2 ～ 4 个疗程即显效。

耳穴压籽法常选内分泌、神门、饥点、渴点、脾、胃、大肠三焦区等穴位。每次选取 3 ～ 5 穴，不必过多。

十一、营养不良倾向

【判断依据】

1.体重低于标准体重的 10% ～ 20%，体重指数波动在 17 ～ 18.99；成人营养状况评价指数（ROHRER，体重 /［身高（cm）］$^3 \times 107$）为 92 ～ 109；现实体重与标准体重比（实际体重 / 标准体重 ×100%）为 80 ～ 90；肱三头肌皮褶厚度（TSF）：男性 11.3 ～ 12.5mm，女性 14.9 ～ 16.5mm；上臂中部肌围（AC）：男性 26.4 ～ 29.3cm，女性 25.7 ～ 28.5cm。

2.可无症状，也可有体重下降，偏瘦、全身乏力、皮下脂肪减少；儿童可出现体重不增或减轻、生长发育减慢等症状。

【调理方法】

可在背部的大椎、脾俞、胃俞，腹部的气海，下肢部的百虫窝、足三里、隐白等穴拔罐。

第七章

慢性疾病，防止复发

一、高血压病

高血压病是以体循环动脉压增高为主要表现的临床综合征，可由遗传、饮食、环境等因素引起，长期高血压可影响心、脑、肾等重要器官的功能，严重者可导致脏器衰竭，进而威胁生命。主要分为原发性高血压和继发性高血压两大类，当收缩压 ≥ 160mmHg，或舒张压 ≥ 95mmHg时，即可确诊为高血压病。早期主要表现为头痛、头晕、头胀、失眠、乏力、记忆力减退、心悸和肌肉酸痛。

（一）坚持吃药不能停

尽量采用服用方法简便的药物，如长效降压药，有利于坚持长期服药；选择适合自己病情的药物，遵医嘱，切勿人云亦云；初期用药的种类应单一、剂量应小，据病情逐渐加量，若仍不能有效控制病情，则应选择联合用药；坚持长期服药，血压稳定，无并发症，且经过心脏彩超或其他相关检查后方可逐渐减少用量；把握好药量，切勿使血压直线下降，避免睡前服药，以免危害心、脑、肾等重要器官；选择副作用小、无严重不良影响的药物。

（二）控制热量限油盐

1. 控制热量和体重

肥胖是导致高血压病的主要原因之一，日常生活应严格把控热量的摄入，合理减肥，但不可采取过激的方式，如过度节食，这种做法容易引发营养不良，非但不能降血压，还会引发其他疾病。

2. 限盐控油

限盐可有效降低血压，减轻头痛、胸闷等症，减少降压药的用量，每日食盐摄入量应控制在 1.5～3 克之间；减少肥肉和动物内脏等高胆固醇食物的摄入，以控制血栓形成，降低血压。

3. 戒烟限酒

香烟所含的尼古丁在刺激交感神经兴奋的同时，会释放大量儿茶酚胺，两者都能导致血管收缩、血压升高；酒精所含的高热量，会导致肥胖，进而引发高血压，应严格控制吸烟和饮酒。

4. 多食富含维生素、膳食纤维的食物

维生素可促进脂类代谢，有效保护血管；膳食纤维可减少机体对毒害物质的吸收，有效降低胆固醇和血糖，从而避免血管硬化，还可促进体内代谢废物的排泄，如糙米、胡萝卜、芹菜、韭菜等，可适量多吃。

5. 增加微量元素和优质蛋白的摄入

微量元素如钾、钙、镁，可对抗钠离子的升压作用，还可扩张周围血管，降低血压；优质蛋白可减少脂肪和胆固醇的吸收，促进脂肪和胆固醇的排泄，保持血压稳定，可以多吃香蕉、蘑菇、豆芽、牛肉、黄豆等食物。

6. 少喝咖啡多饮茶

咖啡可使血管收缩，导致血压升高，应少喝。茶叶尤其是绿茶中含有大量茶多酚，可促进维生素 C 的吸收和胆固醇的代谢，改善血管弹性和功能，还能利尿、促排钠，从而降血压。但切勿饮浓茶，以每 300 毫升水冲泡 2 ～ 3 克茶叶，冲泡 2 ～ 3 次为宜。

7. 食疗方

（1）带根芹菜适量，洗净，捣烂取汁，每次食用 4 汤匙，每日服用 3 ～ 4 次。

（2）新鲜柿子叶若干，绿茶适量。柿子叶洗净，热水

烫数分钟后捞出，晾干或烘干，与绿茶冲泡饮用。

（3）番茄山药粥：番茄 100 克，山药 20 克，山楂 10 克，大米 100 克。把大米、山药、山楂放入锅内同煮至粥状后加入番茄，再煮 10 分钟即可。

（三）适当运动忌晨练

1. 运动要适当

适量的运动强度更有助于降血压，研究表明，40% ～ 60% 摄氧量储备范围内的中强度有氧运动对高血压病患者是最有利的；另外，运动频率越高，血压下降越显著，应保持每周至少运动 3 次；运动时间越长，血压下降越明显，每次运动时间应维持在 30 ～ 60 分钟；根据自身情况、个人喜好等选择适合的运动项目。

> 散步适合任何高血压病患者，可锻炼人体协调能力，降低舒张压，且无任何不良影响。

> 长期坚持慢跑可增强心肺功能，促进消化吸收，增强血管阔度和弹性，使血压平稳下降，但是慢跑较散步运动量稍大一些，心脏功能较差的老年高血压病患者不适宜慢跑。

> 游泳时，血管受到冷水的刺激会强力收缩，几分钟

之后，人体适应了水温，血管会随之舒张，长此以往，血管的弹性就会增强，阔度增加，耐受力也会增强，血压慢慢降低并趋于平稳。

➤ 长期练习太极拳可平和心性，有利于减轻焦虑、愤怒、紧张等不良情绪对人体的刺激，防止血压升高，还可加强身体的平衡和协调能力，使身体更加柔韧。

2. 不适宜运动的人群

病情较严重，合并心、脑、肾等重要器官并发症的患者不适宜运动，较轻微的运动都会加重肌肉、血管和重要脏器的负担，导致病情恶化；对降压药物过敏，且不良反应难以控制者亦不适合运动；动则汗出者不适宜运动，防止出汗过多，导致血压短时间内上升。

3. 运动时的自我监测和管理

为防止运动过量，应在刚刚结束运动、脉搏刚开始下降的时候测定运动强度，最佳运动强度，即最佳心率＝（230－自己的年龄）×（0.5～0.6）；当运动出汗过多时，应及时补充水分，以维持机体水电解质平衡，防止血压飙升。

4. 忌晨练，忌久站

上午6～10点是一天之中血压最高的时间，也是高血压患者最容易发生危险的时间，因而不适宜晨练，运动时间可安排在下午。研究表明，人体在站立时的血压比坐位、卧位时高，为减轻心脏负荷，降低血压，应注意经常更换姿势，坐位时双腿抬高，以增加回心血量。

（四）慢起保暖大便通

1. 忌起卧过猛

为防止血压快速升高或降低，所有动作都应和缓，起床之前可先缓慢活动一下身体，使四肢伸展开再慢慢起床；晚上睡觉时，躺下去和翻身的动作也不要过猛。

2. 注意防寒保暖

过高或过低的温度都会使血管收缩，血压升高，洗漱时要用温水；天气太热或太冷时都不适宜进行户外运动；夏季空调不要开得太低，应根据室外温度调整，保证温差不要太大；冬天晚上起夜时应穿上外套，穿棉质贴身的打底衣物。

3. 保证作息规律

早睡早起，形成良好的生物钟，使交感神经和副交感神经有序工作，保持良好的睡眠，身体各项机能得以协调运转，维持血压稳定。

4.保持排便顺畅

卫生间的温度不能过低，老年人排便时不要太用力，切勿蹲着排便，养成良好的排便习惯，比如把排便时间固定在早晨起床之后。

5.多做腹式呼吸

腹式呼吸时进入肺中的氧气量比普通呼吸增加很多，细胞更为活跃，交感神经兴奋性降低，血压随之降低。

（五）身心放松血压稳

充满好奇心，对任何事情都保持一定的兴趣；不必过度担心自己的病情；要热爱自己所从事的工作，发现其中的美好；要广交朋友，摆脱孤独、自卑等不良情绪；保持积极乐观的生活态度，遇事要想得开；珍惜大好时光，不要总是沉溺于不良情绪；防止"七情"太过，切勿大喜大悲；多从别人的角度考虑事情，多为别人着想，不要斤斤计较；不要过分追求完美，不要太苛待自己。

摆脱不良情绪的方法：

①认知疗法：很多心理疾病都是由认知不当导致的，改变固有的认知，往往能够很好地避免不良认知所造成的伤害，从而缓解不良情绪。

②放松疗法：身心是和谐统一的，心理的放松也能使身体处于放松状态，身体舒缓了，血压自然会下降，可通过沉思、打坐、松弛训练、自我浅度催眠等方式放松。

③暗示疗法：人的行为是受显意识和潜意识控制的，当两者发生冲突时，潜意识起决定作用，因而，经常给予自己积极正面的暗示，身体会对这些暗示做出相应积极的反应，变得积极乐观。

④疏导疗法：身体会因积压的大量负面情绪"爆炸"，及时纾解不良情绪非常重要，可向家人、朋友倾诉，从亲朋好友那里得到言语和动作上的安慰，对缓解不良情绪非常有利。

二、糖尿病

糖尿病是一组由多种原因引起的胰岛素分泌缺陷和作用缺陷，从而导致以慢性血糖水平增高为主要特征的代谢疾病群。临床根据病因学分为1型糖尿病、2型糖尿病、妊娠糖尿病和特殊类型的糖尿病四大类，最常见的为2型糖尿病，占我国糖尿病人数的95%。糖尿病可并发多种急慢性并发症，如心血管梗塞、糖尿病心脏病，颅内动脉硬化、脑血管闭塞性或出血性病变、脑梗死，糖尿病肾病、水肿、蛋白尿，糖尿病眼病，最常见的是视网膜病变引起的视力模糊与减退；周围神经病变，临床常见的症状是皮肤瘙痒、疼痛或四肢麻木、糖尿病足等问题，处理不当，严重者可导致永久性伤残，甚至死亡。

若糖尿病能控制并发症，糖尿病本身不足为惧，在饮食、运动、情志等诸方面多加注意，可以有效避免和延缓并发症的进展，为患者带来良好的生活体验。

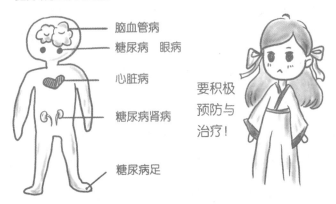

糖尿病的并发症

脑血管病
糖尿病　眼病
心脏病
糖尿病肾病
糖尿病足

要积极预防与治疗！

（一）定时定量不贪嘴

1. 饮食要定时定量

要严格按照每餐规定的时间、食量进食，忌过饥过饱，不能为了控制血糖不吃饭。

2. 饮食要寒温适宜

脾喜燥恶湿，胃喜润恶燥，脾胃为后天之本，脾胃功能正常，身体其他功能才有保障。

3. 合理膳食

原则上饮食应五谷为养，五果为助，五畜为益，五菜为充，但糖尿病患者因其疾病的特殊性，饮食方面更应细化。糖尿病患者主食应以谷物、淀粉类为主，如粗粮类、大豆类、番薯类等，多食富含膳食纤维的食物，控制糖类、脂肪类食物，保证足够的优质蛋白。具体比例参考如下：脂肪提供的能量不超过总能量的30%；碳水化合物提供的能量占总能量的50% ～ 60%；肾功能正常的糖尿病患者推荐蛋白质摄入量占总能量的10% ～ 15%，并保证优质蛋白质摄入超过50%，有蛋白尿的患者蛋白质摄入量根据病情需控制得更严。血糖控制良好的状态下可适当吃一些糖分含量较少的水果，并严格计算好糖分含量，在下一次饮食时考虑进去。

4. 控制酒量、食盐量，降低引发心血管疾病的风险。

（二）作息规律爱干净

1. 作息规律·

中医提倡"天人合一"思想，人和自然界是相统一的整体，日出而作，日落而息可以使人体中的阳气随自然界的阳气消长，借助自然界的阳气祛除人体内的病邪，达到延年益寿的目的。

2. 生活养护

包括卫生、保暖两方面。糖尿病患者由于体内代谢紊乱，抵抗力差，容易发生各种感染，严重者可危及生命，故加强个人卫生，防寒保暖在糖尿病的防护中尤为重要。日常生活中应做到：

（1）注意皮肤卫生：勤洗澡、更衣，保持皮肤清洁，避免皮肤外伤，若不小心发生感染，应及时就医，在医生的指导下正确用药。

（2）预防感冒等呼吸系统疾病：做好防寒保暖，传染病流行期间尽量少外出，保持空气流通、呼吸道清洁，保持口腔清洁，防止牙龈出血。

（3）防止泌尿系统感染：保持外阴清洁，便后、性生活后应进行局部清洗。

（4）做好足部护理：每日清洁足部，防止足部外伤，做好足部保暖，保持足部血运通畅，避免发生糖尿病足。

3.劳逸结合

（1）协调工作和生活，避免过度劳累："久坐伤气，久视伤血"，过度劳累耗伤气血。

（2）适当体育锻炼：适当运动可以促进新陈代谢，控制血脂、血糖，减轻体重，并且可以调畅情志，在防止糖尿病病情发展中占重要地位。现今针对糖尿病的运动疗法中，以有氧锻炼、抗阻力锻炼及两者相结合的锻炼形式为主，规律的有氧运动是糖尿病运动疗法的常用运动方式，中等强度有氧运动包括快走、打太极拳、骑车、乒乓球、羽毛球等；较强体育运动有舞蹈、有氧健身操、慢跑、游泳、骑车上坡等。运动方式及强度应在医师指导下进行。

（三）调摄精神稳血糖

糖尿病迁延难愈，且易出现并发症，患者容易出现情绪波动，心理压力大。而负性情绪又会导致病理心理和病理生理间的恶性循环，使血糖控制难以达到理想水平。临床上如何才能调理好自身的情绪呢？

①积极参加糖尿病宣传教育，了解糖尿病知识，消除

内心恐慌。

②转移注意力，培养广泛的兴趣爱好，以陶冶情操。

③适当运动，消除肌肉紧张，从而消除精神紧张。

④向家庭成员寻求帮助，通过亲情的温暖改善状况。

⑤情况严重时积极就医。

（四）非常重视并发症

1. 糖尿病足

糖尿病足因致残、致死率高，治疗周期长，对患者的身心和经济状况都是非常大的负担，越来越不容忽视。做好以下几点，及早预防并发现糖尿病足。

（1）日常养护：每日温水洗脚，保持足部卫生；每日检查足部皮肤，防止溃疡、脚部外伤等；选择合适的鞋袜，要求布料柔软、松紧适宜、颜色素雅；控制血糖、血脂、血压等；日常足部防寒保暖；戒烟酒。

（2）足底穴位按压

取穴：肝、脾、肾、肺、胃、肾上腺、垂体、胰腺、腹腔神经丛、坐骨神经等反射区及涌泉穴。

按摩手法：点法、按法，速度协调，用力均匀；强度以"得气"为度；每日任意时间1次，每次每穴按3～5

分钟，左右足各 20 分钟。

（3）当发现足部有溃疡或感染时应及时就医，寻求综合治疗，切不可自行处理，或放任不管。

2. 糖尿病肾病

糖尿病患者的多种并发症中，糖尿病肾病发病率居高不下，在我国也越来越常见，其在终末期肾病患者的发病原因中占很大比重。在终末期肾病的治疗中，糖尿病肾病所带来的严重代谢紊乱是一个非常大的难关，因而做到及时防治，延缓病情进展对于治疗此病意义非凡。

预防措施：①控制血糖、血脂、血压。②低盐饮食，减轻肾脏负担。③低蛋白饮食，可食用水产品类、禽蛋类。

3. 糖尿病神经病变

糖尿病神经病变在临床非常常见，任何部位均可累及，临床分多种类型，其中周围神经病变发病率最高，常表现为四肢远端，尤其下肢的异常感觉障碍，如发凉、麻木、疼痛、灼热，或戴手套、袜套感，且呈对称分布，这种感觉障碍逐渐向躯干延伸，伤及运动神经时，常导致肌力、肌张力受损，亦会导致皮肤溃烂，发生坏疽，更甚者可能需要截肢。因而防治糖尿病神经病变尤为重要。

糖尿病周围神经病变患者可选择的食材有：叶菜类，

如白菜、菠菜等，此类菜多甘平或甘凉，以清热、生津为主；瓜果类，如冬瓜、黄瓜、南瓜、番茄、苹果、梨等，具有润燥、生津之功效；块茎类，如萝卜、莴苣、莲藕等，具有清热生津、润燥之功效；菌菇类，如银耳、黑木耳等，具有滋阴补气之功效；荤菜类，如鱼类、牛肉等。此外，薯芋类具有补脾益气之功效，但此类食物多糖类含量丰富，应归属主食类。这些食材皆可用于糖尿病周围神经病变的后期调理，以巩固疗效，预防复发。

三、冠心病

冠心病是冠状动脉粥样硬化性心脏病的简称。可能跟多种原因有关，比如年龄（40岁以上的中老年人患此病较多）、性别（妇女绝经期以后，发病率逐渐上升，60岁以后发病率高于男性）、职业（脑力劳动者的发病率高于体力劳动者）、高脂血症、高血压病、糖尿病、吸烟、肥胖、饮食习惯（高盐、高糖、高脂肪、高胆固醇）、遗传（有冠心病家族史）、A型性格（比较争强好胜，平常行事匆忙，有一种紧迫感，脾气急躁，对生活有一种不满足感，易焦急和神经过敏等）、某些微量元素缺乏（比如铬、锌、硅等）。

对于冠心病的防复，可以从以下几个方面入手：

➤ 降低血压的水平，控制高血压病。

➤ 合理的膳食营养，避免体重超重，控制血脂，治疗高脂血症。

➤ 积极治疗糖尿病。

➤ 避免精神紧张和情绪激动，注意生活规律，适当从事体力劳动或体育运动。

对于已患有冠心病者，要注意：

➤ 防止动脉粥样硬化加重。

➤ 避免诱发冠心病的种种因素，如饱餐，大量饮酒，过累，精神紧张，情绪激动，突然的寒冷刺激等。

（一）清淡饮食不多吃

不适当的饮食是引发冠心病的诱因。如长期高糖、高脂肪饮食会引起胰岛素增多和抗胰岛素作用，产生内源性高脂血症，从而导致冠心病的发生。合理的饮食可以在一定程度上预防冠心病的发生，控制冠心病的发展，改善冠心病患者的症状，促进冠心病患者的康复。

1. 注意热量平衡

对于正常体重的患者，应保持摄入热量和消耗热量的平衡。对过于肥胖者，应控制碳水化合物，如糖、淀粉的摄入等，以控制总热量的摄入。

2. 少食动物性脂肪、胆固醇高的食物

一般冠心病患者尽量少吃或不吃动物脂肪，如猪油、牛油、羊油。

每日胆固醇摄入不超过 500 克为宜，含胆固醇高食物主要包括蛋黄、鱼子和动物内脏等。

3. 适当食用植物油

如豆油、玉米油、芝麻油等，含有较多的不饱和脂肪酸，而饱和脂肪酸含量较少，具有抗动脉硬化的作用，对冠心病有一定的防治效力。

4. 多食蔬菜和菌类，进食足量的纤维素

每日摄入纤维素应达到 15 克以上，平均每日进食 500 克蔬菜。白菜、菠菜、香菇、木耳、洋葱等，含有大量膳食纤维、维生素、矿物质和必需微量元素，且属于低热量食物，日常可以多进食。

5. 保证足够的蛋白质

冠心病患者千万不可以过多食用动物蛋白质，会增加冠心病的发病率。每日食物中蛋白质的含量以每公斤体重 1 克为宜，建议选用牛奶、酸奶、鱼类和豆制品。

6. 适当限制钠盐的摄入

冠心病患者盐摄入量应当每日不超过 5 克。

（二）推拿按摩血流畅

对于冠心病患者，可试试按摩治疗。

1. 穴位按摩

（1）按揉双侧心俞、肺俞、膈俞。治疗时，宜先缓和按揉，以患者略感酸胀为度，每穴按揉2分钟。

（2）按摩内关、神门、通里、膻中等穴。按揉速度要均匀，力度宜由轻渐重。还可做胸部及心前区按摩，宜顺时针方向或自上向下轻揉。

（3）按摩双侧肾俞。胸闷者，加揉中府穴；有结代脉者，加揉足三里。

2. 按摩足底

无论是心绞痛患者，还是预防心肌梗死或心肌梗死后的恢复期均可使用。按摩足部心脏反射区，以轻盈，柔软

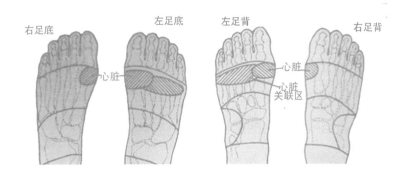

的手法进行。

3. 推拿按摩治疗注意事项

（1）在推拿按摩治疗中，要随时注意患者对手法的反应，以便及时调整手法刺激强度。

（2）心绞痛突然发作时，患者应立即静卧休息。手法刺激切忌过重，以患者感到酸胀即可，若手法过重反而加重症状。

（3）在急性心肌梗死发作期或心力衰竭时一般不宜使用。

（三）冠心病健身操

通过运动可以强壮筋骨、充实肌肉、改善呼吸功能、促进血液循环、调节内分泌、增强神经系统的敏捷性、促进胃肠吸收等，进而增强体质，提高适应性和抗病能力。并且可以显著增强心肺功能，改善关节肌肉的运动功能，使衰弱的功能得到增强，失去的功能有所补偿。这对于改善病情，提高患者的生活质量有重要意义。而且，功能的改善也有利于器质性病变的治疗。

1. 站桩

预备姿势：自然站立，两脚分开如肩宽，两臂自然下垂，头部正直，保持轻灵、松静，下颌略内含，两足趾如钩，紧抓地面，如落地生根。排除杂念，精神集中于神阙穴（即肚脐处，伴有高血压病者可想着足心或一侧之大足趾）。

动作：吸气时，腹部自然向外，肛门收缩；呼气时，腹部自然向内，肛门放松。一呼一吸为一拍，连续呼吸4个8拍（32次）。呼吸力求自然轻柔、徐缓，用鼻呼吸或鼻吸口呼，合并神经衰弱或有肾虚表现的患者，可重复4个8拍。

2. 平举运动

预备姿势：自然站立，两脚分开如肩宽，两臂侧平举，掌心略向前上方，精神集中于神阙。

动作：呼气时，一臂随体侧屈而慢慢下降，另一臂慢慢抬高，两臂始终保持成一字形，头顶至尾骨则尽量保持正直位置。恢复预备姿势，同时自然吸气，如此反复进行4个8拍。

3. 扩胸运动

预备姿势：两脚分开如肩宽，两臂肘关节自然向前弯曲于胸前交叉，左手在上，右手在下，掌心斜向下，五指自然张开，中指微用力。

动作：呼气时，肘关节逐渐向两侧慢慢拉开，掌心随扩胸而渐向上翻，成侧平举；吸气时，两臂慢慢回到预备姿势，掌心斜向下。如此反复进行 4 个 8 拍。

4. 拍肩运动

预备姿势：两足分开如肩宽，腰膝微屈。

动作：右手掌拍左肩，左手背拍右腰；左手掌拍右肩，右手背拍左腰。如此反复进行 4 个 8 拍。背部疼痛者可适当多练，拍打时感觉疼的地方用力可稍重。 做拍肩运动时应以腰部转动带动两臂拍打，头部也应随之转动，但头顶与尾骨应尽量保持垂直。

5. 伸臂运动

预备姿势：正身直立，头正直，目平视，两足分开如肩宽，两肘弯曲，两手握拳（拇指外包）置两胸前，拳心斜向下。

动作：呼气时，两臂向前上方呈抛物线伸出，同时两手放开，指、腕、肩等关节放松。吸气时，两臂收回，恢复到预备姿势。此反复进行 4 个 8 拍。

6. 注意事项

（1）运动疗法虽然效果明显，但只能作为一种辅助手段，不能代替中西药治疗。

（2）进行运动疗法，须注意根据自己的体质状况和临床表现，选用恰当的运动方式和锻炼强度。进行自我锻炼的冠心病患者，最好事先咨询医护人员。锻炼中若出现胸痛、胸部不适、呼吸困难、头晕出汗、恶心或不应有的疲乏，应立即停止活动，必要时去医院就诊。

（3）方法正确，强度适中，持之以恒，是运动疗法取得成效的必要条件。冠心病的治疗是一个长期的过程，一定要有决心，有耐心，坚持锻炼而不能心存浮躁，见异思迁，浅尝辄止，半途而废。

（4）需注意不要进行剧烈的、竞技性的体育活动，以及冷水浴等。冷水刺激可引起全身小动脉收缩，增加心脏的射血阻力，易诱发心绞痛和心肌梗死。游泳在无人监护时应禁止。还要慎做深呼吸及与屏气有关的动作。

（5）锻炼时间的选择亦很重要。如胸部按摩在早晨或午间起床前进行，防治效果最佳；晨起可散步，做心脏保健操等，但不宜在餐后立即进行较剧烈的运动。

四、中风病

中风病以半身不遂、口眼㖞斜、神志昏蒙、舌强言謇或不语、偏身麻木为主症，多由内伤、忧思恼怒、气候变化、病久失治或嗜食烟酒等不良生活习惯所导致，该病起病急、变化快、病情危重，易损害神志，多见于中老年人。对于一个家庭来说，一旦家中有人患有中风，就要有人专门护理照顾，加重了家人的经济负担和精神负担。中风除了致残率高，复发率也很高，我国脑中风病人出院后第一年的复发率是30%，第五年的复发率高达59%，所以，积极预防中风的再复发非常重要。

（一）合理搭配，饮食有节

1. 合理搭配——五谷相杂、素荤结合、五味和陈

粗粮、杂粮如南瓜、马铃薯等，富含维生素、纤维素及微量元素，纤维素能吸附胆固醇，阻止胆固醇被人体吸收，预防高脂血症、动脉硬化，降低脑血管疾病的发生。摄入过多的饱和脂肪酸和胆固醇类物质易导致肥胖及心脑血管疾病，应少食。蔬菜、水果富含维生素C，维生素C可增加血管弹性，保护血管，预防动脉硬化，降低心脑血管疾病的发生率。

2. 饮食有节——饮食有时、饮食定量、寒热适度

进食必须定时、有规律。三餐定时摄入有助于胃肠道

的消化吸收。三餐不定时，或者饮食不节，消化道无法排空，始终处于工作状态，长此以往，易损害胃肠的消化吸收功能，严重地影响身体健康。

老年人消化功能弱，可少食多餐，更有利于吸收。还要适应生理活动和工作劳动的需要，顺应一日之内阴阳气血随昼夜变化规律，注意一日三餐的合理分配。摄食过多，胃肠血液充盈，心脑器官反而缺氧，机体倦怠，无法正常工作，还易诱发心绞痛的发生。常年摄食过多，机体内的脂肪蓄积过度，也会导致各种心脑血管疾患。尤其是晚餐不能过饱，夜间机体新陈代谢较慢，晚餐若摄入了过多滋腻食物，容易导致血液黏稠，血流变缓，脂类等聚集在血管壁，诱发血栓及动脉粥样硬化等心脑血管疾患，严重者可导致猝死。

另外，研究表明，消化酶能否正常作用取决于摄入食物的温度与体温是否相近，两者温度相差太大，不利于食物的吸收利用。过寒饮食容易诱发腹泻，过热饮食则容易诱发食管癌等疾病。

3. 饮食宜忌

宜食细软、好吸收的食物，不要摄入太过坚硬的食物，以免胃肠道受损。进食时从容缓和、细嚼慢咽，可促进唾液分泌，有助于消化吸收。充分咀嚼过的食物在进入胃肠道后，能更好地消化吸收，同时不会对胃肠造成过多负担；减缓咽食速度，可以有效防止呛咳、噎堵。进餐应专注，切勿在进食的同时思考工作，或做其他的事情，避免破坏食欲及胃肠道的消化吸收。进食时应保持良好的心情，有助于人体的消化吸收，切勿在悲伤、愤怒、悲恐的状态下进食，容易导致肝气犯胃，影响脾胃功能，诱发胃肠疾患。另外，应注意口腔卫生，饭后及时漱口，以防止口臭、龋齿；饭后多摩腹，可以加速胃肠的新陈代谢；饭后可以缓慢步行，以保持胃肠气机畅通，促进胃肠功能正常发挥。

4. 因人制宜、因地制宜、因时制宜

不同的人体质各不相同，同一个人在不同的年龄，其体质也会有所差异。老人多阳虚，故要注意顾护阳气，不可过食辛热，应以平淡为主，如蔬菜、豆类等。另外要根据季节的变化调整饮食，"春夏养阳，秋冬养阴"。春季肝气生，但可乘脾土，食宜平肝健脾；夏季气候炎热，清热解暑是饮食的原则；秋季干燥，要润肺养阴；冬季气候寒冷，冬气应肾，宜滋补助肾，但不能温补太过，以免耗伤肾阴。

（二）劳逸适度，有氧锻炼

1. 多参加有氧运动

运动过程中可消耗脂肪和血糖，提高血液中高密度脂蛋白的含量，预防动脉硬化。适当的有氧运动能够增强心脏功能，改善血管弹性，扩张血管，使血流加速，促进全身的血液循环，降低血压，提高脑的血流量，并能降低血液黏稠度和血小板聚集性，从而预防中风。

2. 劳逸适度

只有在运动状态下，血液才能输送到所运动的组织器官，组织器官才能维持其功能状态。活动不足则供血量随之减少，组织器官功能状态发生退化。适度合理的体力劳动，可使气血流畅、肢体活动自如、体质增强，对心血管、内分泌、神经、精神、运动、肌肉等系统都有好处。疲劳会降低人体的抗病能力，易受到病菌侵袭，合理休息亦是增强机体免疫能力的重要手段。脑力劳动者也要劳逸适度，科学而合理用脑。

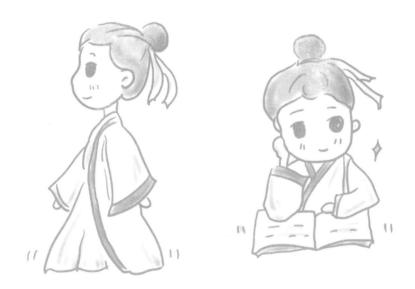

（三）心情舒畅，病不复发

生命是神和形体的有机统一，中风发病与精神因素相关，预防中风必须特别重视养护精神。

1. 正心静神

保持良好的心态，避免不良精神因素的刺激。心理情志活动是以生理变化为基础，并影响生理功能。情绪波动太大或持续时间过久，如狂喜、盛怒、骤惊、大恐，会导致气机运行障碍、脏腑失调、阴阳失和、精血耗损，发生疾病。心理情志活动是以人体欲望与刺激的应答，欲望得到满足时则产生喜悦感，欲望没有得到满足则产生悲观心理。因此，颐养精神必须保持良好的心态，减少欲望，排除杂念，耳无妄听，口无妄言，身无妄动，心无妄念，保持心理上的淡泊宁静，从而维持脏腑气血的正常活动。

2. 调和情志

人生活在充满着刺激的自然、社会环境中，必然会产生各种心理反应，引起相应的情志活动。因此，颐养精神必须善于调和情志，凡事从容对待，冷静思考，学会"处变不惊"，泰然处之。当遇到不良环境刺激时，要善于控制情绪，转移注意力以排解。"塞翁失马，安知非福"的典故，就是告诫人们，世事皆有隐忧，如意处常有大不如意之变，要辩证地看到事物的两面性，多从好的方面想，主动调节心情。

3. 愉悦精神

心理情志活动既然是大脑对外界刺激的反应，那么，就可以利用外界刺激使心情愉快。通常采用音乐疗法，婉转、悠扬、和谐的音乐，可以给人以轻松、欣快、欢乐之感。在情绪发生较大波动时，可选择相关的乐曲以控制情绪，易烦躁、恼怒者，可选用节律低沉、凄切悲凉之曲调，情绪低沉者，可选用具有鲜明高亢、激昂的节律或悲壮旋律的乐曲。

（四）预防中风健身操

1. 摩擦并按摩颈部

双手摩擦发热后，按摩颈部两侧，以皮肤发热发红为宜。然后双手十指交叉置于脑后，左右来回擦至发热。可以配合一些转头活动，头前俯时脖子尽量前伸，左右转时幅度不宜过大，做 30 个循环即可。或取站立姿势，两手紧贴大腿两侧，下肢不动，头转向左侧时，上身旋向右侧，头转向右侧时，上身旋向左侧，共做 10 次，然后身体不动，头用力左旋并尽量后仰，上看左上方 5 秒钟，复原后，再换方向做。

研究发现，按摩颈部可促进颈部血管平滑肌松弛，减少胆固醇沉积，促使已硬化的颈部血管恢复弹性，并改善大脑供血，预防中风发生。

2. 摇头晃脑

平坐，放松颈部肌肉，前后左右活动头部 30 ～ 50 下，速度宜慢，每天早晚各做 3 次。这个动作可以增加血管的抗压能力，有利于预防中风。

3. 运动肩部

双手放在肩部，掌心向下，两肩先由后向前旋转 10

次，再由前向后旋转 10 次，再做双肩上提、放下运动，4 ～ 8 分钟，每次耸肩尽量使肌肉有紧迫感，放松时也要尽量使肌肉松弛。

研究发现，耸肩可使肩部神经、血管、肌肉放松，活血通络，为颈动脉血液流入大脑提供驱动力。

4. 两脚画圈

两脚做画圈式动作可活动踝关节，不仅可以疏通相关经络，还可刺激关节周围的腧穴，起到平衡阴阳、调和气血的作用，从而预防中风。

五、哮喘病

哮喘是发生于气道的慢性炎症性疾病，与气道对各种刺激因子的反应过度相关。哮喘的诱发多由不良饮食习惯，细菌、病毒感染，气候环境因素及吸入变应原等导致。以常年反复发作的咳嗽、胸闷、气喘等症为主要表现，夜晚或清晨是好发或加重的时间段。

（一）饮食少刺激

1. 饮食宜清淡，忌肥腻

俗话说得好：肉生火，鱼生痰，青菜萝卜保平安。常吃肥腻，会增热生痰。而中医认为痰乃哮喘之宿根，因此，哮喘患者应尽量避免过食肥厚油腻之品。

2. 饮食宜温热，忌过冷

哮喘患者多寒饮，若再过食生冷，会更伤脾胃，致使肠胃蠕动减慢，导致消化不良、食欲不振，使患者体质下降，免疫功能下降，不利病情恢复。

3. 饮食忌过甜、过咸

甜食、咸食也能生痰生热，易致哮喘发作。不要过饱，既增加胃肠负担，不利于消化吸收，也易使腹压增高，诱使哮喘发作。因此，哮喘患者宜少食多餐，细嚼慢咽。

4. 药补不如食补

中医讲究药食同源，哮喘患者平时要注意营养均衡，临床研究表明富含纤维的饮食通过改变骨髓所产生的一些免疫细胞而起到阻止哮喘发生的作用。常用平喘食物主要有：萝卜、白果、百合、柿子、核桃、莲子、蚯蚓、山药、梨子、花生、柑橘。此外，哮喘患者由于自身体质的原因，应远离鱼虾等易致过敏的食物，辣椒、花椒、芥末、咖喱粉、咖啡、浓茶等刺激性食品可能引发哮喘，应尽量不吃。

（二）运动多样化

在常见的体育运动项目中适合哮喘患者参加的依次是游泳、划船、太极拳、体操、羽毛球、散步、骑自行车、慢跑。儿童哮喘患者可以多做一些室外游戏，成年哮喘患者可以长期坚持晨练。另外，哮喘患者进行呼吸锻炼也很重要，掌握正确的腹式呼吸可以在病情发作时依靠腹肌的力量帮助肺内残气排出。学会腹式呼吸后，病情一旦发作，患者可以借助腹肌的力量，使肺通气量增加，改善缺氧状态。

哮喘患者应选择一些较自由的、竞争性不强的非比赛体育项目，避免竞争性强的项目；避免在寒冷干燥的地方运动，尽量在温暖、湿润的环境中锻炼；做好准备活动，先慢后快、循序渐进，切忌急于求成；切忌运动量过大；急性发作期不宜运动，缓解期可以多做运动，只要不是发作期都是可以一直锻炼的。

（三）起居要谨慎

1. 远离毛绒等制品

哮喘患者容易对化纤衣物及毛绒制品过敏，切勿穿着这种衣物，尤其是内衣等贴身衣物，应该选择纯棉制品。

2. 慎服药物

某些药物可诱发哮喘，如心脑血管疾病的常规用药 β受体阻滞剂，重者可导致死亡，应仔细咨询主治医师后再选择用药，并谨遵医嘱。

3. 保持室内空气流通

夜晚是哮喘的高发期，因此卧室要温度适宜，切勿过

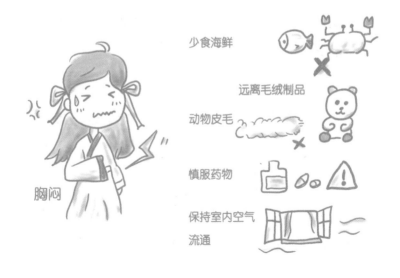

干或过湿，还要保证空气畅通。注意防寒保暖，在早晚温差大，特别是降温幅度较大时，要注意增添衣物，且可进行一些娱乐活动，让患者的注意力得到分散，遵医嘱用药。若室温较高、空气发闷、有强烈气味，要及时打开窗户；若窗外空气充满汽车尾气、扬尘时，要及时关上窗户。室温不能太低，特别是用空调时。家里不能使用味道较重的肥皂、清洁剂和洗发液等；不能点香，也不能与烟雾接触。若气喘发作，应使用能够快速缓解的药物。

（四）哮喘可治愈

1. 树立起治疗哮喘的信心

随着抗感染治疗和中医中药综合调理等方法的普遍使用，哮喘治疗已经往前迈了一大步，哮喘的缓解甚至治愈都不无可能。

2. 解除对哮喘病的恐惧心理

哮喘的危害性不大，哮喘发作时及时采取处理措施且用药得当，完全可规避风险。

3. 克服自卑感和依赖感

儿童和青少年因为普遍缺乏对哮喘的正确认知而产生了自卑和依赖心理，对此，应听从医生的指导，正确认识哮喘，掌握预防和缓解哮喘的实用知识，并进行自我管理，多参加文娱活动以放松身心。

（五）吃喝也治病

药膳是药物和食物为原料，通过加工制成的具有食疗作用的膳食，即取药物之性、食物之味，使食借药力、药助食威，两者相辅相成，共奏保健和医疗功效。介绍几种简单易学、适合哮喘患者的药膳。

1. 姜枣糯米粥

鲜生姜 20 克，鲜大枣 20 枚，糯米 150 克，食糖或细盐适量。剥开大枣，去核留肉，与生姜混合，切成碎渣，加入糯米，上蒸笼，旺火蒸 30 分钟。待糯米将熟时，换锅，加清水适量，煮成粥。加入食糖或细盐调味，即可食用。适用于寒哮伴有畏寒怕冷者。

2. 鸭梨百合粥

鸭梨 3 只，百合 30 克，粳米 150 克。百合、粳米煮粥，然后将鸭梨洗净去核捣碎取汁，两者混合即可。适用于哮喘之肺阴虚兼有痰热内扰、干咳频作。

3. 山药柿饼蒸核桃

山药 100 克，桃仁 500 克，柿饼 500 克。三者上笼蒸熟即可，主要适用于肺气虚，肾不纳气的患者。

4. 莲子女贞银耳汤

莲子 20 克，女贞子 15 克，银耳 20 克，冰糖 10 克。银耳开水泡发，三者加水煮熟，加冰糖适量。适用于哮喘之肾阴虚，虚烦难眠，腰酸背冷的患者。

六、肥胖症

肥胖症主要是由人体摄入的能量、脂肪超过了自身所需，体内脂肪蓄积过度及分布不均导致的。中医讲肥胖主要是由于过食滋腻肥厚、经络闭阻不通或气血不足、阳气不足，代谢失常引起的，分为原发性肥胖、继发性肥胖和药物性肥胖三大类，原发性肥胖最为常见，且主要与遗传、饮食、运动相关，继发性肥胖则继发于某些基础疾病，如柯兴综合征、下丘脑综合征、甲状腺功能减退症、性功能减退、先天性卵巢发育不全等，药物性肥胖则来源于某些激素类药物的副作用。肥胖症患者常伴有乏力、胸闷气短、周身关节疼痛、局部甚至全身水肿及活动困难等症状，还可诱发糖尿病、高血压、高脂血症、冠心病、中风、脂肪肝等多种并发症，对人体身心健康损害极大。

（一）减肥的误区

1. 滥用药物减肥

常用的减肥药物有食欲抑制剂、能量消耗增强剂、阻止消化吸收类药物、促进脂肪代谢的药物等，研究表明，这些药物并不能真正地消减脂肪，减去的是大量的水分、体液和蛋白质，容易造成皮肤松弛、粗糙；引起内分泌紊乱，导致血压升高、心率加快、失眠等；一旦停用药物，则很容易反弹，甚至出现抑郁。除此之外，很多人把减肥药当成了救命稻草和万能良药，只依赖药物的作用，不去改变自己的生活、饮食习惯，不积极运动，效果只会大打折扣，还会对身体造成很多不良影响。

2. 过速减肥

某些肥胖者希望在短时间内快速减肥，这会造成水盐代谢紊乱，极不可取，这种方法对儿童、老年人及合并其他疾病的患者危害更大。肥胖不是一日造成的，且机理复杂，所以减肥是一场持久战，以 1 个月减掉 1 ～ 2kg 作为目标最为合适，切不可追求过速减肥。

3. 不当的减肥方法

为了减肥，很多肥胖症患者选择了不恰当的方法，如抽脂手术，抠喉吐掉吃进去的食物，洗桑拿来大量发汗减肥，去美容院使用电疗按摩器治疗等，这些减肥方法非但作用甚微，还易造成很多不良后果，如皮肤松弛、腹泻、习惯性呕吐、营养不良等。

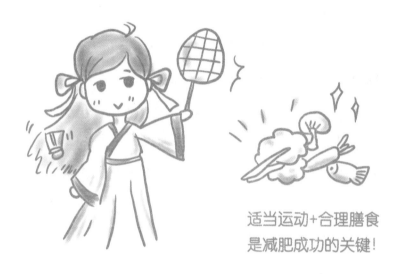

适当运动+合理膳食
是减肥成功的关键！

（二）合理膳食管住嘴

1. 注意均衡饮食

饮食宜清淡，少食高糖、高热量、多油、多盐的食物，多食高纤维、低碳水化合物的食物，保证饮食的全面均衡。感到饥饿时，应进食低热量、饱腹感较强的食物，避免摄入高糖煎炸类食物，主食中尽量做到粗细搭配，杜绝零食与宵夜，尽量少喝饮料。

2. 烹调方式

以凉拌、水煮、红烧、清蒸、卤为主，适度使用代糖、无油高汤、去油卤汁，少放盐，将食材稍加工蒸煮，可以从视觉和味觉上降低食欲。

3. 进食技巧

每天规律饮食，定时定量，尽量吃七八分饱，早餐必须要吃，晚餐尤其要限量，减肥过程中不可采取过激的饮食方法。如一天只吃一顿或滴水不进，可以少食多餐，尽量减少每餐进食量，增加进餐次数。晚上 8 点之后是绝对的禁食时间，应避免再摄入食物。为加速新陈代谢，每天应保证 2000 ～ 3000 毫升的饮水量，以保证每日小便量在 1500 ～ 2000 毫升。

4. 进餐习惯

第一，改变自己的进餐习惯，可以延长吃饭时间，据科学观察发现，进食超过 20 分钟以上会有饱腹感。第二，为防止吃进多余的食物，可将食物装入较小的盘中，切勿进餐的同时看电视或看报纸而导致无意中进食过量。第三，注意进餐姿势，不要带着懒散的感觉去吃饭，如坐姿歪歪扭扭，站着吃饭，边走边吃或者躺在床上吃饭。第四，吃饭时细嚼慢咽，每口吃进的食物量不多，但要咀嚼15～20次再下咽。第五，饭前喝汤，苗条健康，为减少进食量，应先喝清淡的汤类，之后进食水煮蔬菜，然后进食热量高的主食及肉制品，饭后半小时再吃水果。

5. 抵御"饥饿"

当稍微感到饥饿时，应通过转移注意力的方式缓解饥饿感，如干家务、参加体育锻炼、与别人聊天等。若饥饿感较强，应进食低热量、高纤维、饱腹感较强的食物。常见的低热量食物有白开水、无糖或少糖的水果、水煮蔬菜等。

6. 注意事项

食谱固定且单一或者只吃减肥餐会导致营养不良，应该注意食谱的多样化；多吃蔬菜利于减肥，但是应该避免进食过多高碳水化合物的蔬菜，如马铃薯、胡萝卜等；切勿过食寒凉食物，如绿豆、苦瓜、西瓜、梨、香蕉等，为了减肥只吃寒凉蔬菜瓜果的做法更不可取，会伤及脾胃阳气，不减肥反而会"增肥"；不可过度节食减肥，过度节食可导致厌食症、闭经、胆结石、骨质疏松、脱发、记忆力减退等，应该科学合理地饮食。

（三）坚持运动迈开腿

1. 选择适合自己的运动

根据自己的性别、年龄、兴趣、体质及肥胖程度等选择适宜的运动项目，减肥方案也应根据实施的结果不断调整，如体质好、不太胖、年纪较轻的肥胖者可选择强度较大的运动项目，如长跑、体操、篮球、爬山等；体质差、肥胖明显、年龄较大者应选择运动量较小的项目，如散步、慢跑、跳绳等，练习一段时间，待体质增强之后再进行强度较大的运动。

2. 进行有氧运动

脂肪必须经过有氧代谢才能消耗。人体在进行大强度即无氧运动时主要消耗磷酸肌酸或糖原，无法消耗脂肪，只有在进行中、小强度的运动时才会消耗脂肪，且运动前15分钟消耗糖类，半小时之后开始较多地消耗脂肪，所以每次运动时间应在30分钟以上，时间越久则消耗脂肪越多。

3. 运动频率和强度

一般每周运动3～5次最佳，可根据个人情况进行调整；青年肥胖者运动时心率应达到本人最高心率的

70%～80%，耗氧量达到本人最大吸氧量的60%～70%；儿童和老年人的心率和耗氧量则应达到最高值的60%～70%和50%～60%，以运动后精神状态良好，体力充沛，睡眠好、饮食佳最为适宜。

4. 运动时间的选择

减肥最佳时间是在晚上或晚饭前两小时（即空腹时），此时机体的糖储备很少，只能把脂肪作为主要能量来源，且在参加同样运动的前提下，下午与晚上比上午可多消耗20%的能量，更能有效地消耗脂肪。此外应尽量避开温度较高或湿度较大的时间。

5. 与节食配合，保持好情绪

运动的同时要注意控制饮食，切勿在运动过后暴饮暴食，以免运动成果化为乌有；应该保持好心情以确保减肥计划能保质保量完成；为了增加对运动的兴趣及提高锻炼效果，可以经常更换运动项目；不要频繁地监测体重，以免打击自信心。

6. 运动减肥注意事项

肥胖者在开始运动减肥前应先进行身体检查，若患有严重的冠心病、高血压、肝炎、肾炎等疾病，应先进行治疗，待病情稳定后再进行较为和缓的运动，如慢走、太极拳等；每次运动前应有 10 ～ 15 分钟的准备时间，以防止肌肉拉伤；短时间高强度的运动，容易使机体处于无氧代谢状态，对消耗脂肪不利，且高强度运动后血糖水平急剧下降，往往使人食欲大增；不要做速度较快、爆发力较强的运动，在进行此类运动时，横断面较粗的白纤维是主要的运动纤维，越锻炼，肌群越壮硕，导致越练越"肥"；夏季尽量避免在温度太低的空调房内锻炼，运动结束后应及时擦干身上的汗液，换上干爽衣物，防止汗出当风，冬季运动时要注意防寒保暖，及时加减衣物，室内锻炼时要注意通风，防止出现缺氧、头晕等情况；运动减肥最重要的是坚持，切不可三天打鱼，两天晒网，偶尔运动等于"暴饮暴食"。

（四）经穴减肥有奇效

1. 敲胆经

敲胆经能促进胆汁分泌，增强机体的吸收能力，补充气血，缓解大腿的水肿和静脉曲张。从股、下肢外侧中线一直到足小趾、足次趾皆为足少阳胆经的循行所过之处。可通过裤子外侧正中的缝线清晰地定位此经，从上到下的四个经穴依次为环跳、风市、中渎和膝阳关。坐在床上伸直双腿，或者把脚放在一个小凳子上，用拳头捶大腿外侧。敲打的力度不宜太大，敲打至有酸胀感即可，切勿敲出淤青，另外敲打屁股也是必要的。在敲胆经的同时也要配合早睡，最晚 11 点之前入睡，另外肝火过旺的人不宜敲胆经。

2. 摩腹

摩腹可以防治脾运不健、消化不良导致的水谷积滞、腹胀中满，促进胃肠蠕动。以肚脐为中心，按顺时针方向摩腹，在摩腹时，应细心留意身体的变化，若某个区域有非常明显的痛、胀、酸、麻感，或有硬结时，应重点推此部位，摩腹的过程中可能会有嗝气、排气等正常现象发生，这正是机体内有瘀堵的表现，摩腹可使长期蓄积的代谢废物排出体外。

3. 点按穴位

点按的穴位主要集中在腹部、头部、腿部、手臂和足底。点按的力度不宜太大，应在自身可承受范围之内。气海、大巨、关元、天枢等是分布于肚脐四周的主要穴位，每个穴位按压 10 ～ 20 次，能有效加速新陈代谢，限制食欲，改善水肿等代谢紊乱症状，还能收缩小腹，注意过饥过饱时都不宜摩腹。位于腿部的足三里、三阴交，属胃经、脾经，多按此穴，可以促进胃肠的消化吸收，塑造完美腿型。

4. 耳穴压豆

减肥常用的耳穴有口、脾、胃、三焦、大肠、小肠、肺、肝、肾、内分泌、心、渴点、饥点。贴压之前需用75% 酒精棉球消毒穴位防止感染，贴压之后需经常按压，以提高疗效。每次只贴一只耳朵，3 ～ 4 天后换另一只耳朵再贴，如此反复进行。此法只适用于单纯性肥胖，继发性肥胖、药物性肥胖效果不佳。

（五）坚定信念必能胜

1. 克服减肥的心理障碍

减肥计划刚开始的时候往往是最难的阶段，减肥贵在坚持，不要因为短暂的失败就放弃自己、厌烦自己；不要心情不好、压力过大而暴饮暴食，或者把吃东西当成转移注意力的方式。

2. 保持良好的心态

尽可能地执行节食计划，看到自己取得的点滴进步并以此为动力继续前行；酌情慢慢增加运动量，获得效果后要为自己骄傲，对辛勤的努力成果感到欣慰。如此下去，在减肥效果的鼓励下，有助于减肥者排除沮丧的情绪。

3. 减肥心理训练

（1）自我警示训练：将自己肥胖的身材画在纸上，或者写一些减肥警句，贴在凡是能吃到食物的地方，当忍不住想吃东西时，看一下这些语句、照片，就会起到警示作用，从而抑制食欲。

（2）自控训练：即通过多加观察、思考，来全面了解自己的减肥历程，以实现更好的自我控制；每当自己完成了一个减肥目标时，适当给自己一个小礼物，然后为下一个目标设置完成之后的奖品，这个奖品应该是自己特别希望拥有，但是得到又不太费力的东西，但一定不能是食物。

（3）借助训练：即通过别人的减肥效果来鼓励自己，或者多与别人一同进餐，让他们监督自己，防止进食过量，在难以坚持的时候，多与人交流，从别人那里得到激励。

（4）想象训练：想象胖了之后，可能会得各种疾病，如心脏病、高血压、糖尿病，还要拖着臃肿沉重的身体去医院，想象因为肥胖的原因很多漂亮的衣服都穿不了等等，这样就会减少消化液的分泌，从而降低食欲，长期坚持这种训练，最后你会发现减肥并没有那么难。

4.心理治疗方法

（1）音乐疗法：音乐疗法有助于调节肥胖患者的心情。对于肥胖者来说，与饥饿感伴随而来的往往是焦躁不安等不良情绪，舒缓的音乐可以调节这些不良情绪，抑制肥胖者的进食欲望。

（2）心理放松疗法：精神不振时减肥往往收效甚微，这正是导致肥胖者放弃减肥的主要原因。放松身心是纾解压力的好方式。如自律神经训练法，即通过放松来舒缓身心，这是目前一种非常普及的健康疗法。还有瑜伽、太极拳等亦非常有效。

（3）冥思遐想疗法：背靠在坐椅上，头部或靠或斜，顺其自然，闭目静思。所思所想应是往日愉快的事情，可是大自然美丽的风光、茫茫夜空中的无际星河等，也可以在脑海中描绘自己减肥成功后的画面。即通过想象美好的事情来实行自我管理的方法。

（4）自我暗示疗法：自我暗示疗法是现代美容医学心理学的重要技术之一。大量事实证明，正面的暗示可以调整心情，促进身体健康，达到减肥的目的；可以消除精神紧张和肉体疲劳，解除心理负担，而表现出美好的气质；能使人的人格完善，产生良好的自我感觉。

附　录

附录一　中医体质分类与判定自测表

（中华中医药学会标准）

计分方法与评判标准：

①每条题目下设 5 级答案，由无到有的倾向性给出 1 ～ 5 分的分值（其中标有 ＊ 的条目为逆向计分项目），以单选方式选择，然后对每类的原始分采用简单求和法，原始分数＝各条题目分支的累加和。

②转化分数 ＝［（原始分 – 条目数）/（条目数 ×4）］×100

③平和体质与偏颇体质判定标准为：

体质类型	条件	判定结果
平和质	转化分 ≥ 60 分	是
	其他 8 种体质转化分均 ＜ 30 分	
	转化分 ≥ 60 分	基本是
	其他 8 种体质转化分均 ＜ 40 分	
	不满足上述条件者	否
偏颇体质	转化分 ≥ 40 分	是
	转化分 30 ～ 39 分	倾向是
	转化分 ＜ 30 分	否

阳虚质

请根据近一年的体验和感觉，回答以下问题	没有（根本不）	很少（有一点）	有时（有些）	经常（相当）	总是（非常）
（1）您手脚发凉吗？	1	2	3	4	5
（2）您胃脘部、背部或腰膝部怕冷吗？	1	2	3	4	5
（3）您感到怕冷、衣服比别人穿得多吗？	1	2	3	4	5
（4）您比一般人耐受不了寒冷（冬天的寒冷，夏天的冷空调、电扇等）吗？	1	2	3	4	5
（5）您比别人容易患感冒吗？	1	2	3	4	5
（6）您吃（喝）凉的东西会感到不舒服或者怕吃（喝）凉东西吗？	1	2	3	4	5
（7）您受凉或吃（喝）凉的东西后，容易腹泻（拉肚子）吗？	1	2	3	4	5
判断结果：□是　　□倾向是　　□否					

阴虚质

请根据近一年的体验和感觉，回答以下问题	没有（根本不）	很少（有一点）	有时（有些）	经常（相当）	总是（非常）
（1）您感到手脚心发热吗？	1	2	3	4	5
（2）您感觉身体、脸上发热吗？	1	2	3	4	5
（3）您皮肤或口唇干吗？	1	2	3	4	5
（4）您口唇的颜色比一般人红吗？	1	2	3	4	5
（5）您容易便秘或大便干燥吗？	1	2	3	4	5
（6）您面部两颧潮红或偏红吗？	1	2	3	4	5
（7）您感到眼睛干涩吗？	1	2	3	4	5
（8）您感到口干咽燥、总想喝水吗？	1	2	3	4	5
判断结果：□是　　□倾向是　　□否					

气虚质

请根据近一年的体验和感觉，回答以下问题	没有（根本不）	很少（有一点）	有时（有些）	经常（相当）	总是（非常）
（1）您容易疲乏吗？	1	2	3	4	5
（2）您容易气短（呼吸短促，接不上气）吗？	1	2	3	4	5
（3）您容易心慌吗？	1	2	3	4	5
（4）您容易头晕或站起时晕眩吗？	1	2	3	4	5
（5）您比别人容易患感冒吗？	1	2	3	4	5
（6）您喜欢安静、懒得说话吗？	1	2	3	4	5
（7）您说话声音低弱无力吗？	1	2	3	4	5
（8）您活动量稍大容易出虚汗吗？	1	2	3	4	5
判断结果：□是　　　□倾向是　　　□否					

痰湿质

请根据近一年的体验和感觉，回答以下问题	没有（根本不）	很少（有一点）	有时（有些）	经常（相当）	总是（非常）
（1）您感到胸闷或腹部胀满吗？	1	2	3	4	5
（2）您感到身体沉重不轻松或不爽快吗？	1	2	3	4	5
（3）您腹部肥满松软吗？	1	2	3	4	5
（4）您有额部油脂分泌多的现象吗？	1	2	3	4	5
（5）您上眼睑比别人肿（上眼睑有轻微隆起现象）吗？	1	2	3	4	5
（6）您嘴里有黏黏的感觉吗？	1	2	3	4	5
（7）您平时痰多，特别咽喉部总感到有痰堵着吗？	1	2	3	4	5
（8）您活动量稍大容易出虚汗吗？	1	2	3	4	5
判断结果：□是　　□倾向是　　□否					

湿热质

请根据近一年的体验和感觉，回答以下问题	没有（根本不）	很少（有一点）	有时（有些）	经常（相当）	总是（非常）
（1）您面部或鼻部有油腻感或者油亮发光吗？	1	2	3	4	5
（2）您容易生痤疮或疮疖吗?	1	2	3	4	5
（3）您感到口苦或嘴里有异味吗?	1	2	3	4	5
（4）您大便黏滞不爽、有解不尽的感觉吗?	1	2	3	4	5
（5）您小便时尿道有发热感、尿色浓（深）吗?	1	2	3	4	5
（6）您带下色黄（白带颜色发黄）吗？（限女性回答）	1	2	3	4	5
（7）您的阴囊部位潮湿吗？（男性回答）	1	2	3	4	5
判断结果：□是　　□倾向是　　□否					

血瘀质

请根据近一年的体验和感觉，回答以下问题	没有（根本不）	很少（有一点）	有时（有些）	经常（相当）	总是（非常）
（1）您的皮肤在不知不觉中会出现青紫瘀斑（皮下出血）吗？	1	2	3	4	5
（2）您两颧部有细微红丝吗？	1	2	3	4	5
（3）您身体上哪里疼痛吗？	1	2	3	4	5
（4）您面色晦黯或容易出现褐斑吗？	1	2	3	4	5
（5）您容易有黑眼圈吗？	1	2	3	4	5
（6）您容易忘事（健忘）吗？	1	2	3	4	5
（7）您口唇颜色偏暗吗？	1	2	3	4	5
判断结果：□是　　□倾向是　　□否					

气郁质

请根据近一年的体验和感觉，回答以下问题	没有（根本不）	很少（有一点）	有时（有些）	经常（相当）	总是（非常）
（1）您感到闷闷不乐、情绪低沉吗？	1	2	3	4	5
（2）您容易精神紧张、焦虑不安吗？	1	2	3	4	5
（3）您多愁善感、感情脆弱吗？	1	2	3	4	5
（4）您容易感到害怕或受到惊吓吗？	1	2	3	4	5
（5）您胁肋部或乳房胀痛吗？	1	2	3	4	5
（6）您无缘无故叹气吗？	1	2	3	4	5
（7）您咽喉部有异物感，且吐之不出、咽之不下吗？	1	2	3	4	5
判断结果：□是　　□倾向是　　□否					

特禀质

请根据近一年的体验和感觉,回答以下问题	没有(根本不)	很少(有一点)	有时(有些)	经常(相当)	总是(非常)
(1)您没有感冒时也会打喷嚏吗?	1	2	3	4	5
(2)您没有感冒时也会鼻塞、流鼻涕吗?	1	2	3	4	5
(3)您有因季节变化、温度变化或异味等原因而咳喘的现象吗?	1	2	3	4	5
(4)您容易过敏(对药物、食物、气味、花粉或在季节交替、气候变化时)吗?	1	2	3	4	5
(5)您的皮肤容易起荨麻疹(风团、风疹块、风疙瘩)吗?	1	2	3	4	5
(6)您的皮肤因过敏出现过紫癜(紫红色瘀点、瘀斑)吗?	1	2	3	4	5
(7)您的皮肤一抓就红,并出现抓痕吗?	1	2	3	4	5
判断结果:□是　□倾向是　□否					

平和质

请根据近一年的体验和感觉，回答以下问题	没有（根本不）	很少（有一点）	有时（有些）	经常（相当）	总是（非常）
（1）您精力充沛吗？	1	2	3	4	5
（2）您容易疲乏吗？	5	4	3	2	1
（3）您说话声音低弱无力吗？	5	4	3	2	1
（4）您感到闷闷不乐、情绪低沉吗？	5	4	3	2	1
（5）您比一般人耐受不了寒冷（冬天的寒冷，夏天的冷空调、电扇等）吗？	5	4	3	2	1
（6）您能适应外界自然和社会环境的变化吗？	1	2	3	4	5
（7）您容易失眠吗？	5	4	3	2	1
（8）您容易忘事（健忘）吗？	5	4	3	2	1
判断结果：□是　　□倾向是　　□否					

附录二 FS-14 疲劳量表

姓名：　　　性别：　　年龄：　　填表时间：　　总分：

本疲劳量表由 14 个题目组成，包括躯体疲劳和脑力疲劳，请您根据实际情况回答"是"或"否"

躯体疲劳

1. 你有过被疲劳困扰的经历吗?　　　　　　是　　　　否

2. 你是否需要更多的休息?　　　　　　　　是　　　　否

3. 你感觉到犯困或昏昏欲睡吗?　　　　　　是　　　　否

4. 你在着手做事情时是否感到费力?　　　　是　　　　否

5. 你在着手做事情时并不感到费力，但当你继续进行时是否感到力不从心?　　　　　　　　　是　　　　否

6. 你感觉到体力不够吗?　　　　　　　　　是　　　　否

7. 你感觉到你的肌肉力量比以前减小了吗?

　　　　　　　　　　　　　　　　　　　是　　　　否

8. 你感觉到虚弱吗?　　　　　　　　　　　是　　　　否

脑力疲劳

9. 你集中注意力有困难吗?　　　　　　　　是　　　　否

10. 你在思考问题时头脑像往常一样清晰、敏捷吗？

是　　否

11. 你在讲话时出现口头不利落吗？　是　　否

12. 讲话时，你发现找到一个合适的字眼很困难吗？

是　　否

13. 你现在的记忆力像往常一样吗？　是　　否

14. 你还喜欢做过去习惯做的事情吗？　是　　否

评分标准：第 10、13、14 个条目为反向记分即回答"是"记为 0 分，回答"否"记为 1 分；其他十一个条目都为正向记分，即回答"是"记为 1 分，回答"否"记为 0 分；计算出总分值，总分值越高反映疲劳程度越重。

附录三　人体腧穴图

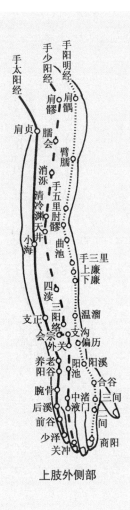

上肢外侧部

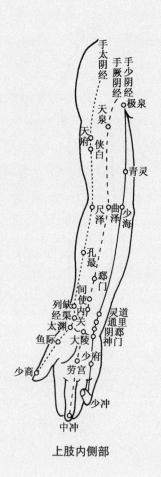

上肢内侧部

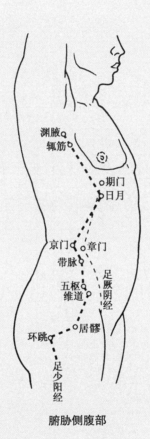

渊腋

辄筋

期门

日月

京门　章门

带脉

足厥阴经

五枢

维道

环跳　居髎

足少阳经

腑胁侧腹部

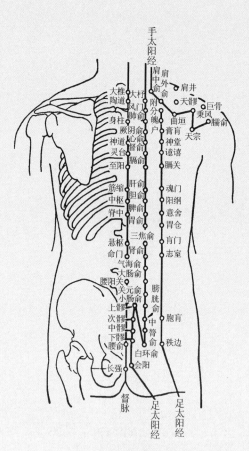

肩背腰尻部

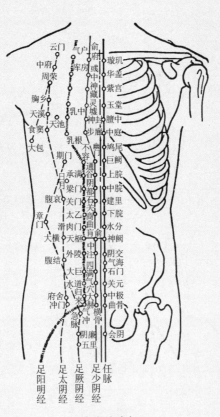

胸膺胁腹部

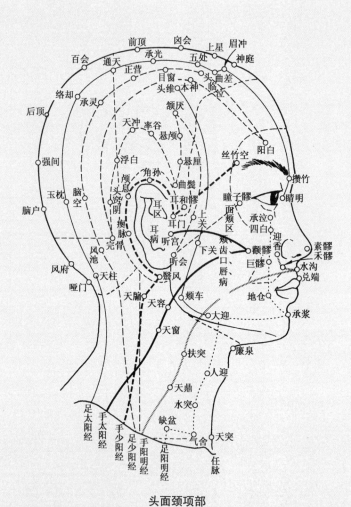

头面颈项部

230

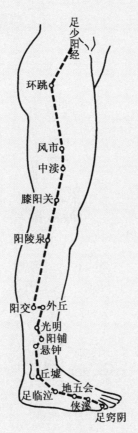

足少阳经

环跳

风市

中渎

膝阳关

阳陵泉

阳交　外丘
光明
阳铺
悬钟
丘墟
地五会
足临泣
侠溪
足窍阴

下肢外侧部

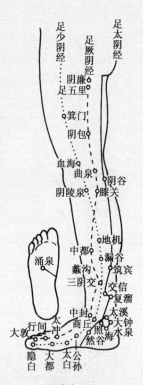

足少阴经
足厥阴经
足太阴经
阴廉
足五里
箕门
阴包
血海
曲泉 阴谷
阴陵泉 膝关
涌泉
地机
中都 漏谷
蠡沟 筑宾
三阴交 交信
复溜
中封 太溪
行间 太冲 商丘 大钟
大敦 照海 水泉
然谷
隐白 太白 公孙
大都

下肢内侧部

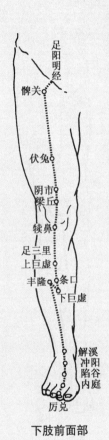

足阳明经

髀关

伏兔

阴市
梁丘

犊鼻

足三里
上巨虚

丰隆　条口
　　　下巨虚

解溪
冲阳
陷谷
内庭

厉兑

下肢前面部

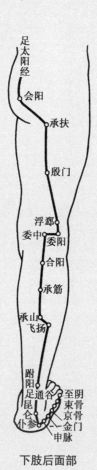

足太阳经

会阳

承扶

殷门

浮郄
委中
委阳
合阳
承筋
承山
飞扬
跗阳
通谷
足
昆仑
仆参

至
束骨
京
申脉

阴骨
骨门
金门

下肢后面部

参考文献

［1］潘春华.春季养生话"春捂"［J］.中国检验检疫，2013（04）：62.

［2］张登本.一个月学四季养生［M］.北京：人民军医出版社，2010.

［3］程乐卿.季节养生 健康一生［M］.青岛：青岛出版社，2016.

［4］常学辉.《黄帝内经》四季养生全书［M］.天津：天津科学技术出版社，2013.

［5］郭海英.中医养生学［M］.北京：中国中医药出版社，2010.

［6］王琦.中医体质学［M］.北京：人民卫生出版社，2008.

［7］李晓辉.体质与亚健康的相关性研究［J］.国医论坛，2011，26（06）：40-41.

［8］中华中医药学会.中医体质分类与判定（ZYYXH/T157—2009）［J］.世界中西医结合杂志，2009，（4）：303-304.

［9］王琦.九种体质使用手册［M］.北京：中国中医药出版社，2012：1-2.

［10］傅英魁.人体脊柱保健［M］.济南：山东科学技术出

版社.1990.

［11］袁媛.颈椎的养护和自我按摩［N］.中国消费者报，2006-06-07.

［12］李杰，王信惠.图解脊椎自疗法［M］.湖北科学技术出版社，2015.

［13］李春源.肩周炎简便自疗［M］.北京：人民军医出版社，2011.

［14］王金成.骨关节疼痛家庭疗法［M］.长春：吉林科学技术出版社，2010.

［15］傅维同.中老年人关节保健［M］.福州：福建科学技术出版社，1989.

［16］冯慧慧.颈肩痛简易按摩法［J］.中国民间疗法，2014（12）：68.

［17］王天芳，孙涛.亚健康与"治未病"的概念、范畴及其相互关系的探讨［J］.中国中西医结合杂志，2009，29（10）：929-933.

［18］中华中医药学会.亚健康中医临床指南［M］.北京：中国中医药出版社，2006.

［19］孙涛，王天芳，武留信.亚健康学［M］.北京：中国中医药出版社，2007.

［20］孙涛.亚健康学基础［M］.北京：中国中医药出版社，2009.

［21］雷龙鸣，黄锦军，唐宏亮，等.背部循经推拿干预亚

健康疲劳状态的临床观察［J］.中华中医药学刊,2016,34（05）:1034-1036.

［22］蔡荣林,胡玲,李姿慧,等.艾条温和灸治疗亚健康人群疲劳状态的随机对照研究［J］.中华中医药杂志,2014,29（03）:940-942.

［23］王超.胸闷胶囊干预亚健康态胸痹的临床疗效评价［A］.中华中医药学会亚健康分会、湖南省中医药学会、中和亚健康服务中心.中华中医药学会亚健康分会换届选举暨"'治未病'及亚健康防治论坛"论文集［C］.中华中医药学会亚健康分会、湖南省中医药学会、中和亚健康服务中心:中华中医药学会,2008.

［24］曹萍,钟亚,沈丹.以胸痛为主诉的亚健康状态的临床鉴别及观察［J］.中华全科医学,2013,11（03）:357-358.

［25］李克.健身走对改善领导干部"亚健康"状态的积极影响［J］.科技信息,2012（34）:334.

［26］周祥华,刘厚君,张欣.背部推拿法结合针刺治疗亚健康状态失眠的临床观察［J］.中国中医药现代远程教育,2018,16（05）:116-118.

［27］常东.中医脾胃亚健康状态辨治思路［J］.广州中医药大学学报,2009,26（04）:408-411.

［28］彭正成,周维.中医保健推拿调治颈背疼痛型亚健康状态50例［J］.中医药导报,2015,21（17）:58-60.

［29］李艳红,王艳君,刘彦岭,张国忠.华佗夹脊穴刮痧

治疗疼痛性亚健康临床观察［J］.河北中医，2012，34（03）：401-402.

［30］何清湖.亚健康临床指南［M］.北京：中国中医药出版社，2009.

［31］刘绪银，刘小军，刘李玟韬.中医教您防治中风［M］.北京：人民军医出版社，2014.

［32］《自然－医学》：高纤维饮食可预防哮喘［J］.现代生物医学进展，2014，14（05）：3-4.

［33］李政，陶兴无，殷宗亮.支气管哮喘患者的日常保健及药学服务［J］.中国医疗前沿，2010，5（07）：65+15.

［34］史锁芳.哮喘自然疗法［M］.南京：江苏科学技术出版社，2009.

［35］杜香秀，牛武国，严敏，等.情志护理负性情绪致糖尿病血糖升高44例［J］.河北中医，2010，32（2）：286-287.

［36］佘广玉，徐桂华，杨莉.足底穴位按摩对高危糖尿病足神经电生理干预作用［J］.南京中医药大学学报，2011，27（02）：131-133.

［37］孟凡繁.论"治未病"学术思想在防治肥胖症中的运用［D］.成都：成都中医药大学，2011.

［38］秦亚刚，韩育民.肥胖病的诊疗与保健［M］.北京：蓝天出版社，2002.

［39］庞海丽.身边的陷阱［M］.郑州：郑州大学出版社.2015.

［40］张雅利.营养运动瘦身计划［M］.西安：世界图书出版公司，2008.

［41］肖峰.心理妙法助你减肥［J］.家庭护士，2004（07）：22.

［42］田文正，柳晖.高血压自我管理一本通［M］.北京：中国医药科技出版社，2016.

［43］刘平.高血压病最佳保健方案［M］.南昌：江西科学技术出版社，2006.

［44］卢晟晔.高血压调养三部曲：饮食＋运动＋用药［M］.天津：天津科学技术出版社，2016.

［45］景录先.高血压防治必读［M］.北京：中国妇女出版社，2016.